図解

眠れなくなるほど面白い

腎臓の話

東北大学名誉教授
山形県立保健医療大学 理事長・学長
上月正博

日本文芸社

はじめに

腎臓は〝沈黙の臓器〟といわれており、機能が落ちてきてもなかなか症状を出さないタフな臓器です。腎臓は、体から出てくる老廃物を尿として取り除いたり、水分や塩分など電解質の量を一定に調節したり、血圧を調節したり、骨を強くしたり、血液を作るホルモンを出したりと、私たちの寿命に大きく関与します。腎臓は〝肝腎要・肝心要（かんじんかなめ）〟といわれるように、肝臓や心臓と並んでとても重要な臓器です。

腎臓は私たちの毎食の食事内容、肥満・喫煙・運動不足・ストレスなどの生活習慣によってダメージを受け、わが国では70歳代の３人にひとり、80歳以上のふたりにひとりは〝慢性腎臓病〟となり、１３３０万人以上の方が〝慢性腎臓病〟であると推定されています。〝沈黙の臓器〟であるからこそ、気がついたときには末期腎不全で透析が必要な状況へと進行していることもめずらしくありません。

わが国は世界一の超高齢社会です。〝人生100年時代〟ともいわれ、そこまで元気を維持するためには、腎臓を長持ちさせる必要があります。腎臓を長持ちさせるためには、食事や生活への注意が重要であることが明らかになってきました。また、腎臓病になってしまった人では優れた薬を飲むことも重要ですが、やはり食事や生活への注意がとても重要であることが明らかになり、考え方が大きく変わった部分も出てきました。たとえば、腎臓病の人は従来安静にすることが治療のひとつでしたが、私たちの研究などから、安静にすることは却って危険であり、「腎臓病の人はむしろ積極的に運動療法を行うほうがよい」ことが明らかになりました。そして、腎臓病の運動療法、腎臓リハビリテーションがブームになり、わが国では世界で初めて診療報酬にも収載され、治療として正式に公認されました。

そこで本書では「腎臓」の働き、病気、対応法などについて図解を用いてわかりやすく解説しました。本書をとおして、みなさんの働き者の腎臓をいたわっていただき、生活習慣を自己点検しながら〝人生100年時代〟をめざしていっていただければ幸いです。

東北大学名誉教授　山形県立保健医療大学理事長・学長　**上月正博**

図解 眠れなくなるほど面白い 腎臓の話 ― もくじ

第2章 腎機能を高める最強の食事法

※本書で紹介している運動法・食事法はあくまでもご自身の判断にて行うようにお願い致します。持病、体調に不安がある方は予めかかりつけ医にご相談下さい。本書の内容の実践における事故、クレーム等は当社ではお受けできません。

第1章

体にとって超重要な腎臓の仕組みと働き

第1章

体にとって超重要な
腎臓の仕組みと働き

腎臓ってどんな臓器？

○数々の役割を担った大事な臓器

最初に腎臓の機能や役割についてお話ししておきましょう。腎臓は「肝腎要・肝心要（かんじんかなめ）」といわれるように、肝臓や心臓と並んでとても重要な臓器です。体の中では背中側の腰上あたりに左右ひとつずつ存在し、それぞれ大人の握りこぶしくらいの大きさで、そら豆のような形をしています。

腎臓の最大の役割は、血液をろ過して不要になった老廃物を尿へ排出すること。腎臓には心臓から送り出される血液の約4分の1が流れ込み、腎臓はその血液をろ過して老廃物を取り除き、きれいになった血液を心臓に戻します。腎臓がしっかりと働いているおかげで、私たちの血液はつねにきれいに保たれているのです。

それだけでなく、**不要な水分を尿として出して体内の水分量を調節する役割も担っています。**水分が増え過ぎれば尿を多く出し、汗をかいて水分を放出すればその分尿の量を減らします。また、ナトリウムやカリウムなどの成分を排出したり再吸収したりして、体内のミネラル（電解質）のバランスを保つ役目もあります。

そのほか、ホルモンを生成して血圧を調節したり血液を作ったりする働きもあります。

以上のように、腎臓はじつにたくさんの役割を担っており、私たちが生きていくうえで欠かせない、とても大事な臓器なのです。

腎臓は血液をろ過して老廃物を排出する

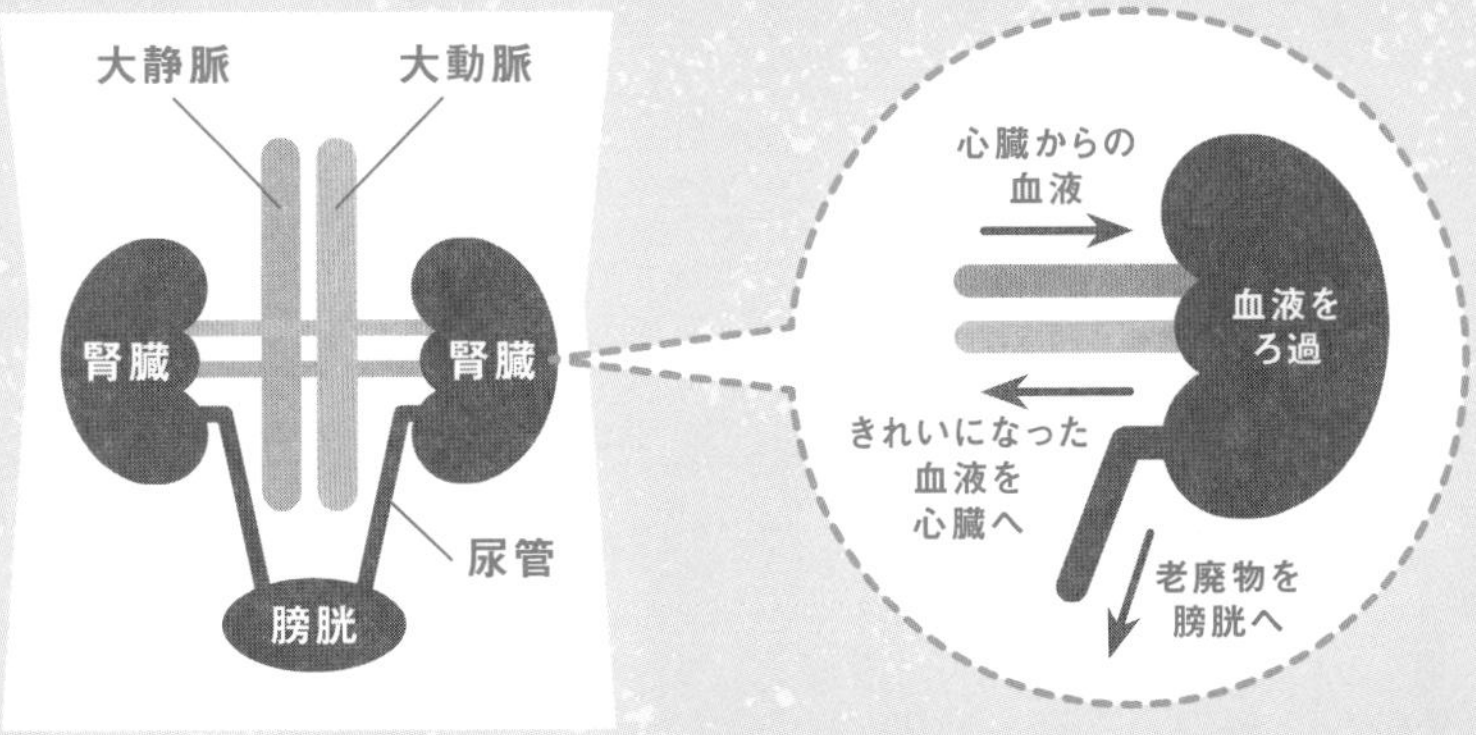

腎臓のいちばんの役割は血液のろ過。心臓から受け取った血液をろ過し、きれいになった血液を心臓へ戻す。その際に濾し取った老廃物は尿管から膀胱へ送られ、最終的に尿として体外へ排出される。この尿のもととなる原尿を、腎臓は1日に150リットルも作り出している。

腎臓のおもな役割

水分の調節をする

腎臓は老廃物とともに余分な水分も排出する。体内の水分が多いときは尿を増やし、汗をかいたら尿を減らし、水分の調整をしている。

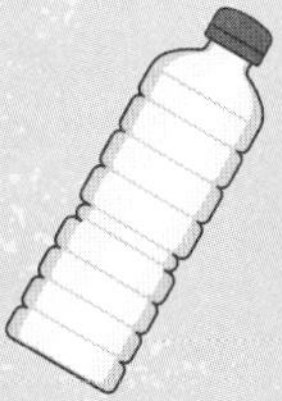

電解質の量を調節する

体内のナトリウムやカリウム、カルシウム、マグネシウムなどの電解質を一定量に保つ。神経や筋肉の動きをサポートする役割をする。

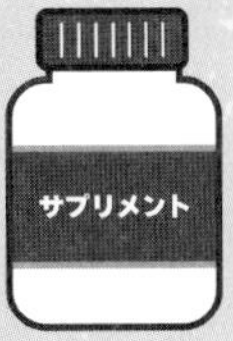

ホルモンをつくる

血液をつくるエリスロポエチン、血圧を調節するレニンなどのホルモンを生成。また、ビタミンDを活性化する働きもしている。

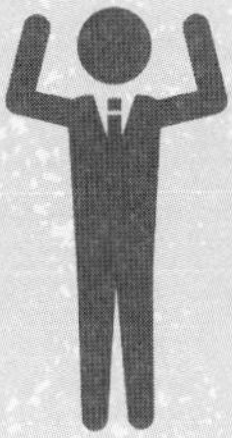

血圧をコントロールする

前述した体内の水分量の調整、および血圧調節ホルモンのレニンを生成することから、血圧をコントロールする役目も担っている。

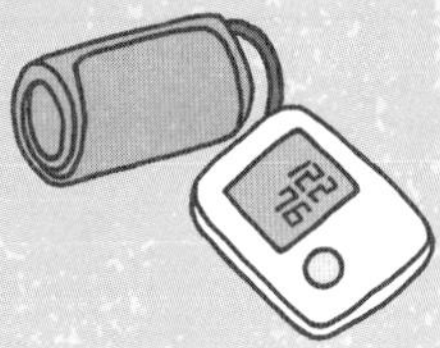

第1章

体にとって超重要な
腎臓の仕組みと働き

臓器の中でも腎臓が超重要な理由

○腎臓の中核は約１００万個のネフロン

腎臓は血液のろ過や老廃物の排出、水分や電解質の量の調節、血圧のコントロールなど、さまざまな働きをしています。ここではその腎臓の構造について見ていきましょう。

左のページの図のように、腎臓の中で血液のろ過を行っているのはネフロンと呼ばれる組織です。**ネフロンの中にはフィルターのような役割をする糸球体という部分があり、ここを血液が通ると老廃物が濾し取られ、きれいになった血液が出ていきます。**老廃物は原尿（尿のもととなる液体）として尿細管へ送られ、そこから必要な栄養素や水分が再吸収されたのちに、尿管を通って尿として排出されます。

このような働きをするネフロンが左右の腎臓の中にそれぞれ約１００万個もあり、その総力で血液のろ過と尿の生成を行っているのです。腎臓は極めて精巧で繊細な臓器といえるでしょう。各ネフロンから排出された尿は腎杯・腎盂に集められ、そこから尿管へ押し出されて膀胱へ溜められます。そして尿がある程度溜まると、体外へ排出されるわけです。

なお、ネフロンでは1日に約150リットルもの原尿がつくられますが、そのうち99%は必要な栄養素や水分として再吸収されます。そのため、尿として体外へ排出されるのは、残りの1%の約1.5リットルほどになります。

腎臓の構造とネフロン

腎臓の中央部には尿を集めて尿管へ送る腎盂があり、その先は10数個の腎杯に分かれている。この腎杯の先に、血液をろ過する本体であるネフロンが約100万個も存在している。ネフロンの仕組みは下記を参照。ネフロンは腎臓の外皮近くにあり、この部分を腎実質とも呼ぶ。

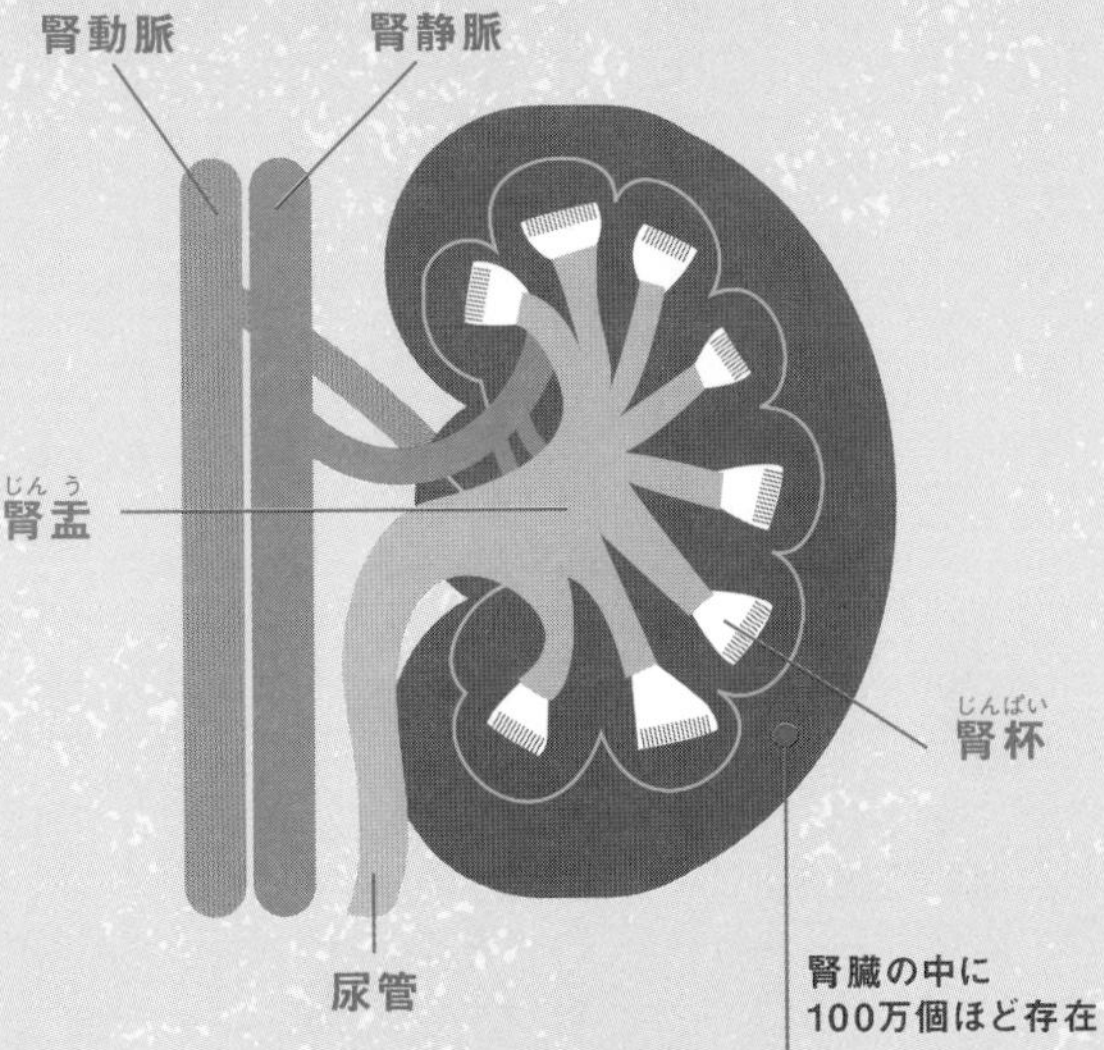

ネフロンの中は、血液中をろ過するフィルター的な糸球体と、濾し取った老廃物を原尿（尿のもととなる液体）として排出する尿細管でできている。原尿には体に必要な栄養素や水分もまだ含まれており、これが再吸収されたのちに、不要な老廃物と水分が尿として腎杯・腎盂へ送られる。

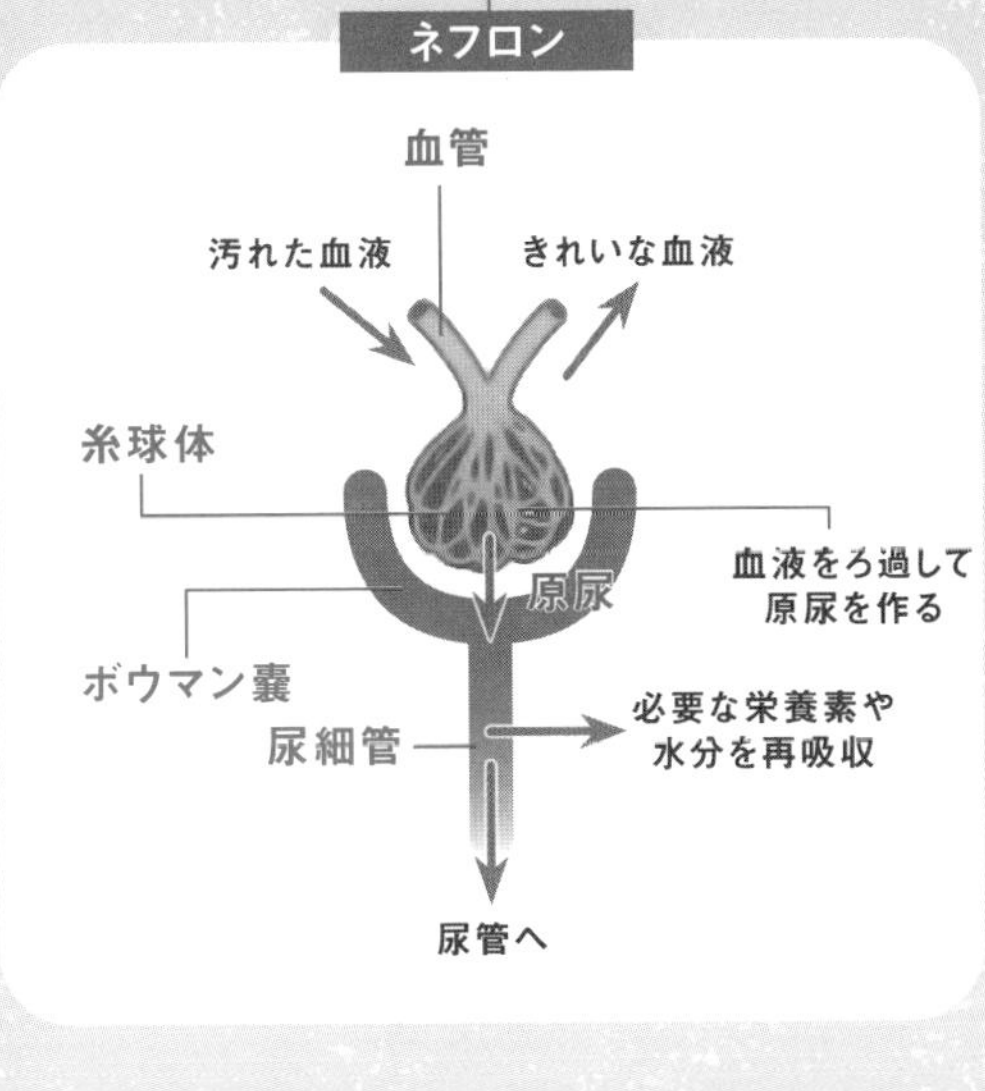

第1章

体にとって超重要な
腎臓の仕組みと働き

腎臓の機能低下は寿命や健康寿命に直結する

○体に老廃物が溜まって危険な状態に

腎臓は血液のろ過や水分調節など大事な役割を持っているだけに、その機能が低下すると全身に大きな悪影響を及ぼします。

腎臓の調子が悪くなると、まず血液ろ過の機能が低下します。そうすると左ページの図のように、不要な水分や老廃物が排出されずに体内に残ってしまったり、逆に必要な栄養素まで尿に排出されてしまったりします。

不要な水分や老廃物が排出されないと、それが体内に溜まってしまって尿毒症という病気になります。これは頭痛や吐き気などに襲われ、ひどい場合は全身けいれんや心不全なども起こす、非常に危険な病気です。また、**必要な栄養素が尿に排出されてしまうと、貧血や骨粗鬆症などが起き、水分や電解質のバランスが崩れて体がむくみます。さらに、肺に水が溜まって呼吸困難に陥る場合もあります。**

このように腎臓の機能低下は健康を著しく害し、ひどくなると死に至る、恐ろしい状態なのです。腎臓が少々悪くなった段階であれば、食事や生活習慣の改善でまだ対処が可能ですが、末期症状である末期腎不全に至ってしまうと、人工透析（透析療法）や腎臓移植などが必要になります。本書では腎臓を悪くしないための方法を2章と3章で紹介していますので、ぜひよく読んで腎臓の健康を心がけてください。

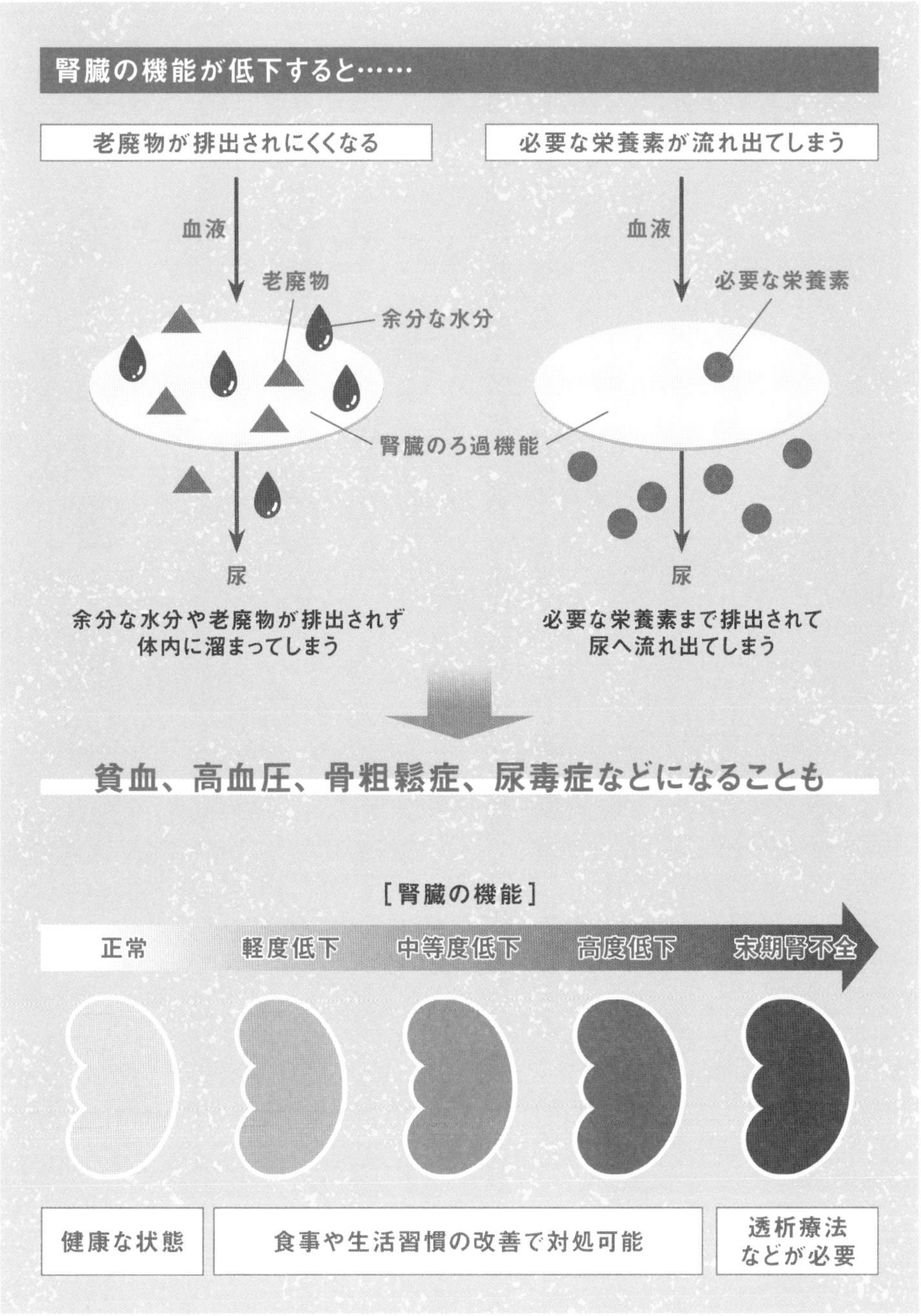
腎臓の機能が低下すると……
老廃物が排出されにくくなる
血液
老廃物
余分な水分
腎臓のろ過機能
尿
余分な水分や老廃物が排出されず
体内に溜まってしまう
必要な栄養素が流れ出てしまう
血液
必要な栄養素
尿
必要な栄養素まで排出されて
尿へ流れ出てしまう
貧血、高血圧、骨粗鬆症、尿毒症などになることも
[腎臓の機能]
正常
軽度低下
中等度低下
高度低下
末期腎不全
健康な状態
食事や生活習慣の改善で対処可能
透析療法
などが必要

急性腎障害に要注意！

○原因を突き止め適切な治療を

　腎臓の機能低下は非常に危険な状態ですが、これには短期間で急に悪くなる急性腎障害と、長期間かけて悪くなる慢性腎臓病があります。**急性腎障害は数時間～数日で急に腎機能が低下した状態で、脱水やショックなどによって起こります。**急に尿の出が悪くなったり、まったく出なくなったりすることが多く、食欲低下や倦怠感などが起こる場合もあります。原因を突き止めて適切な治療をすれば回復する可能性があるので、迅速な対処が大事です。

　この急性腎障害は、原因が腎臓の手前か（腎前性）、腎臓自体か（腎性）、腎臓から出た後か（腎後性）の3種類に分けて考えられます。腎前性は出血や脱水で血流が悪くなった場合など、腎性は腎臓内の炎症など、腎後性は尿路に関する問題などが該当します。原因によっては回復せず末期腎不全に陥ることもあり、**厚生労働省の発表では毎年2000～3000人以上が急性腎不全によって亡くなっています。**

　これに対して、慢性腎臓病は数ヶ月以上かけて腎機能が低下していく状態で、腎臓がじわじわと破壊され、気づいたときにはもう回復が困難になっている病気です。この慢性腎臓病については16ページ以降で詳しく説明しますが、いまや国民病といえるほど患者が増えていて、とくに気をつけたい病気のひとつです。

急性腎障害と慢性腎臓病

急性腎障害

数時間から数日のうちに急に腎機能が低下する病気。何が原因で起こったかによって、下図のように3種類に分類される。

- 腎機能が数日以内に低下
- 急に尿が出なくなったりする
- 治療により回復の可能性あり

慢性腎臓病

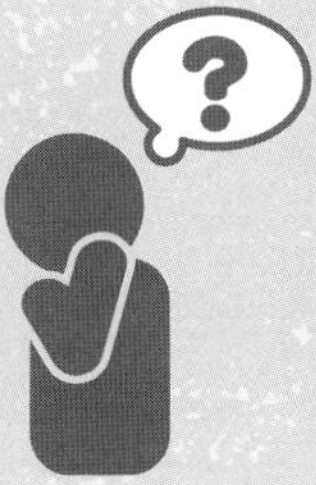

数ヶ月以上かけて腎臓がだんだん悪くなる病気。気づいたときにはかなり進行していて、もう回復が困難なことも多い。

- 腎機能が数ヶ月以上かけて低下
- 初期は症状がないことが多い
- 失われた機能の回復は困難

急性腎障害の原因と分類

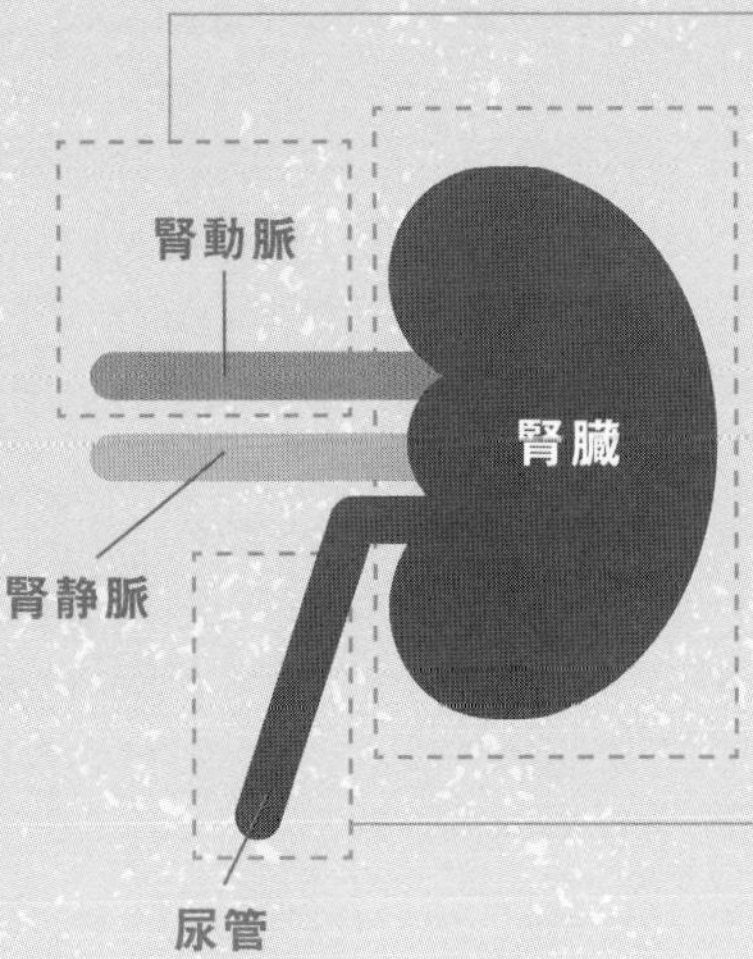

腎前性

腎臓の手前の血液循環などに原因があるもの。出血やショックで腎臓への血流が悪くなった場合などが該当する。

腎性

腎臓そのものに原因があるもの。腎臓内に炎症が起きたり、尿細管に障害が発生したりする場合が挙げられる。

腎後性

腎臓から出た後の尿路などに原因があるもの。尿管や膀胱・尿道の閉塞や、骨盤内腫瘍などがこれにあたる。

１３００万人以上いるともいわれる慢性腎臓病（ＣＫＤ）とは？

腎臓が悪くなる病気をまとめた総称

腎臓の機能低下が長期的に続く病気を慢性腎臓病（ＣＫＤ）といいます。日本腎臓学会の調査によると、その患者数はなんと１３００万人以上。高齢になるほど罹患しやすく、70歳代では約3割、80歳以上では半数近くの人が慢性腎臓病と推算されています。

この慢性腎臓病はひとつの病気を表す名前ではなく、慢性的に腎臓が悪くなる病気をまとめた総称です。このなかには、糖尿病性腎症や糸球体腎炎、腎硬化症など、数々の病気が含まれます。それぞれ発症の流れや原因は異なりますが、進行すると腎臓の機能が低下して腎不全に至る点は同じで、わかりやすくするためにひとまとめにして慢性腎臓病と呼ばれるようになりました。これにより、それまでは別々の病気として数えられていた患者が合算され、腎臓が慢性的に悪い人がじつは１３００万人以上もいることが明らかになりました。

これらの病気のなかでもとくに多いのが、さきほど挙げた糖尿病性腎症、糸球体腎炎、腎硬化症の3つです。日本透析医学会の調査によると、人工透析患者（２０２０年末時点）のうち約40％が糖尿病性腎症、約25％が糸球体腎炎、約12％が腎硬化症で、これらが全体の4分の3を占めています。つぎのページから、代表的な原疾患についてそれぞれ紹介していきます。

慢性腎臓病（CKD）とは？

- 糖尿病性腎症
- 腎硬化症
- 糸球体腎炎
  - ・IgA腎症
  - ・膜性腎症
  - ・微小変化型ネフローゼ症候群

  など
- 痛風腎
- 急性腎障害
- 多発性嚢胞腎
- ループス腎炎

こうした病気が慢性的に続く状態 ＝ **慢性腎臓病（CKD※）**

※Chronic Kidney Disease

糖尿病性腎症

①高血糖の状態が続く

②糸球体にダメージを与える

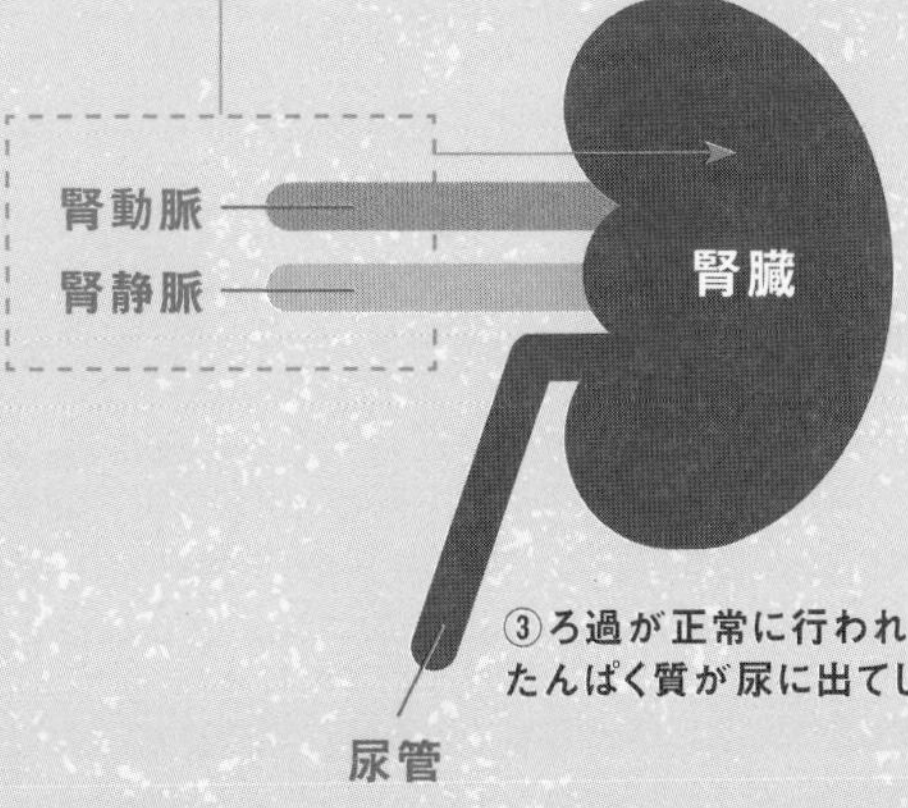

③ろ過が正常に行われなくなり、たんぱく質が尿に出てしまう

慢性腎臓病の原疾患No.1

さらに症状が進行すると……

- ・糸球体の血管が狭まって高血圧に
- ・糸球体が潰れて腎不全に

慢性腎臓病の原疾患でもっとも例が多いのがこの糖尿病性腎症。糖尿病により高血糖の状態が続くと、血液中にたんぱく質とブドウ糖の結合物質が増え、細かい血管を傷つける。糸球体の毛細血管が傷つくと血液のろ過が正常にできなくなり、慢性的な腎障害となる。

糸球体腎炎

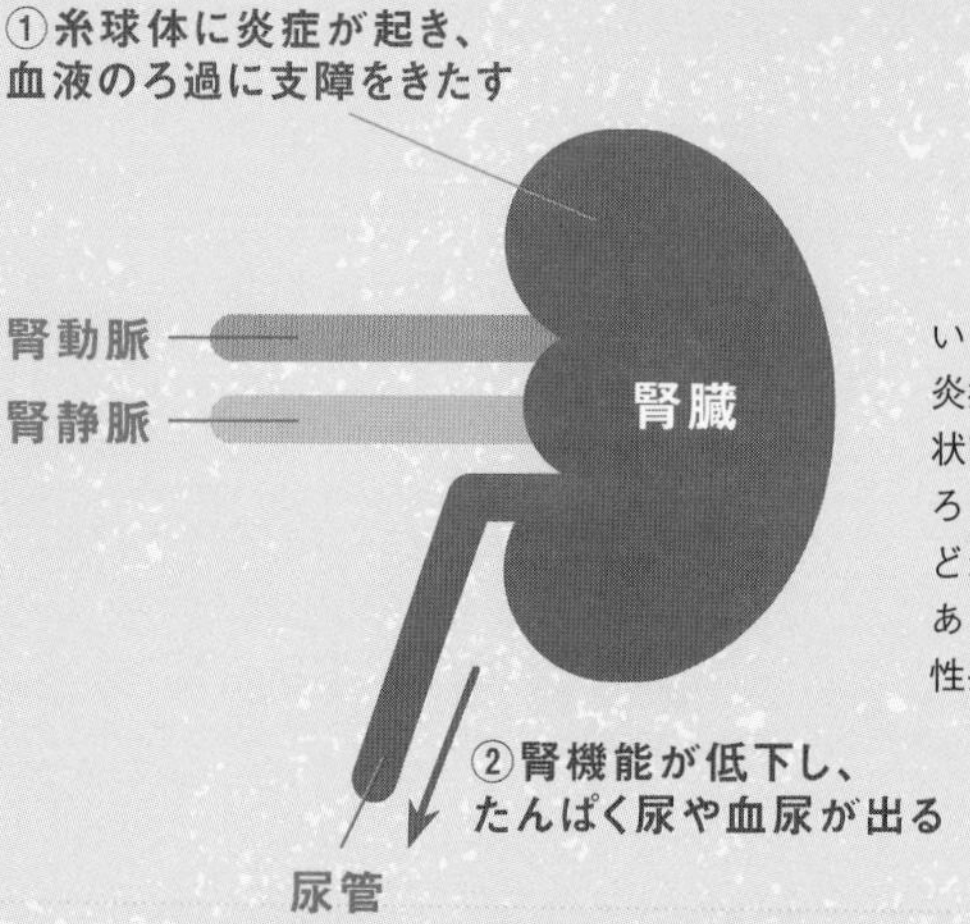

慢性腎臓病の原疾患No.2

いわゆる腎炎と呼ばれる病気。糸球体に炎症が起き、血液のろ過に支障をきたす状態である。炎症が起きる原因はいろいろあるが、下記のIgA腎症や膜性腎症などが慢性腎臓病の原疾患として代表的である。これらとは別に、急性腎障害の急性糸球体腎炎などもある。

IgA腎症

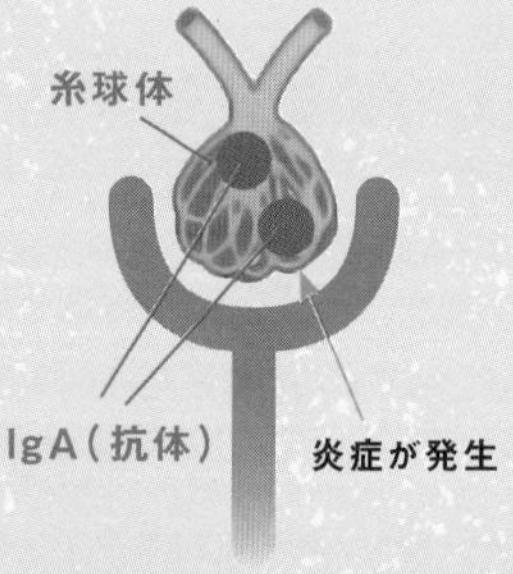

抗体の一種であるIgAが糸球体に沈着して炎症を起こす。国の指定難病である。

膜性腎症

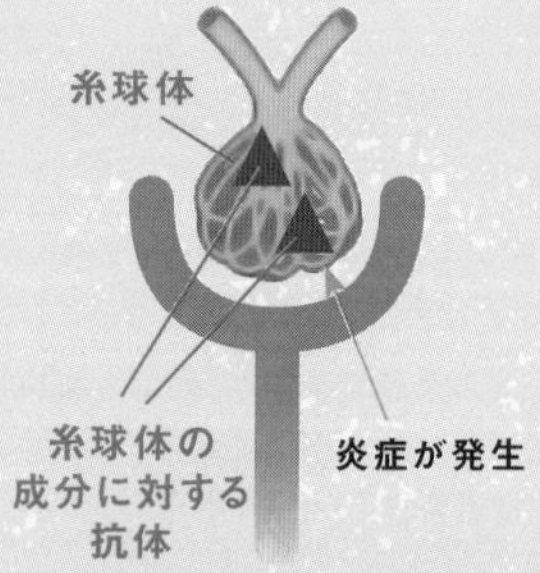

糸球体の成分に対する抗体ができて炎症を起こす。40歳以降でとくに発症例が多い。

微小変化型ネフローゼ症候群

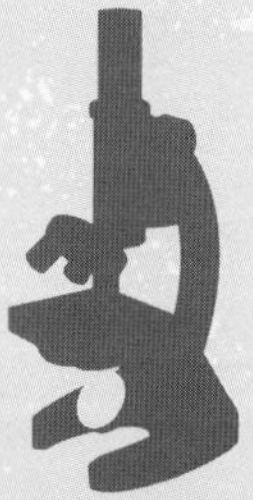

ネフローゼ症候群（41ページ）のひとつ。糸球体に顕微鏡レベルの微小な変化しかない。

多発性嚢胞腎、ループス腎炎

慢性腎臓病となる病気のひとつだが、多発性嚢胞腎は遺伝性疾患であり、生活習慣や環境が関係する他の病気とは性質が異なる。ループス腎炎は、原因不明の全身性エリテマトーデスという病気から併発する腎障害である。これらについては40ページで詳細を解説する。

腎硬化症

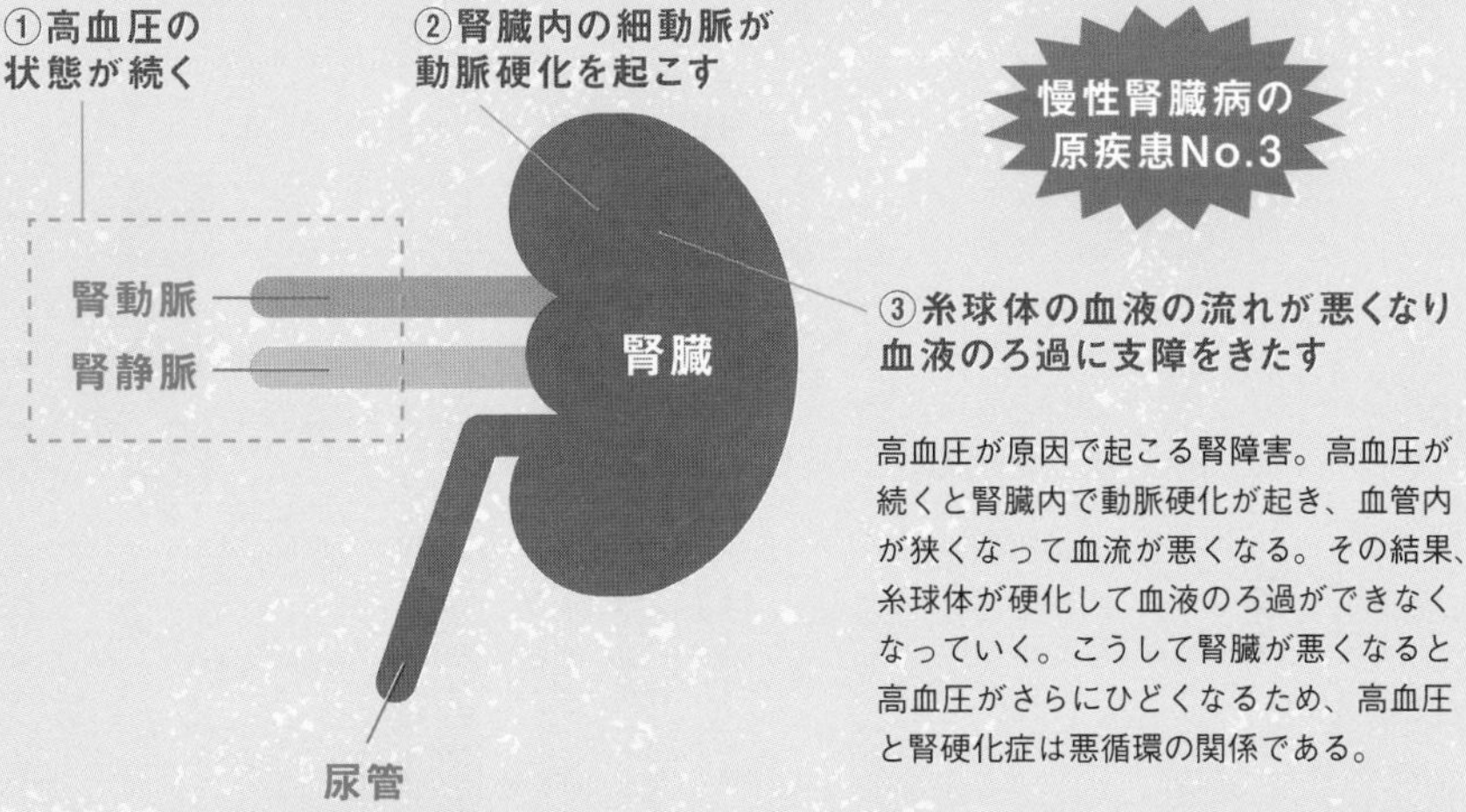

高血圧が原因で起こる腎障害。高血圧が続くと腎臓内で動脈硬化が起き、血管内が狭くなって血流が悪くなる。その結果、糸球体が硬化して血液のろ過ができなくなっていく。こうして腎臓が悪くなると高血圧がさらにひどくなるため、高血圧と腎硬化症は悪循環の関係である。

痛風腎

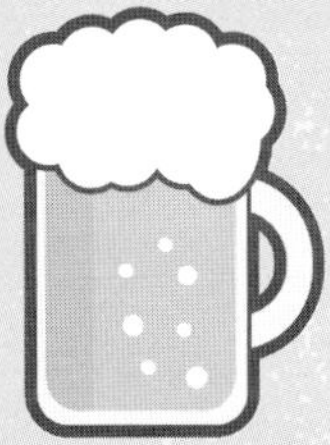

①プリン体を摂取すると、その分解のために尿酸が作られる

②尿酸が大量に分泌されると結晶化して体内に溜まる

③その結晶が尿管などを塞ぎ、腎臓の機能を低下させる

痛風が原因で慢性腎臓病になるケース。プリン体を過剰に摂取すると血液中の尿酸値が上がり、尿酸の結晶が発生して腎臓で炎症が起きる。そして腎機能が低下し、慢性腎臓病へと進行する。

急性腎障害

①急性腎障害により腎機能が低下

②その状態からなかなか回復せず慢性的な症状となる

突発的に起こった急性腎障害からなかなか回復せず、そのまま腎機能の低下が続いて慢性腎臓病となることがある。逆に、慢性腎臓病で状態の安定していた患者が急性腎障害を起こすケースもある。

慢性腎臓病になると心筋梗塞や脳卒中のリスクが倍増

○慢性腎臓病と心血管病は相互影響

慢性腎臓病が怖いのは、腎臓の機能が低下することだけではありません。**慢性腎臓病になると、心筋梗塞や脳卒中などの心血管病のリスクが大幅に上がるのです。**

欧米では、腎機能の低下にともなって循環器病による入院や死亡が増加することが、研究により報告されていました。日本でも、九州大学大学院の久山町研究で、慢性腎臓病と心血管病発症の関係が報告されています。これは福岡県久山町において、40歳以上の住民を対象に40年以上かけて追跡調査を行ったものです。左ページ上部のグラフがその研究結果ですが、男女ともに「慢性腎臓病あり」のグループが「慢性腎臓病なし」のグループよりあきらかに心血管病の発症率が高くなっています。

また、逆に循環器病の患者は腎臓の状態が悪いことが多いという報告もあります。

なぜこのような関連が起きるのかというと、さまざまな推測がありますが、腎臓が悪い人は高血圧や動脈硬化を起こすことが多く、それが心血管病につながると考えられています。一方、心血管病の人は血液の循環が悪く、腎臓への血流が悪くなって腎臓も悪くなりがちです。**このように慢性腎臓病と心血管病が相互に関係していることから、近年では「心腎連関症候群」と呼ばれて注目されています。**

慢性腎臓病と心血管病の関係

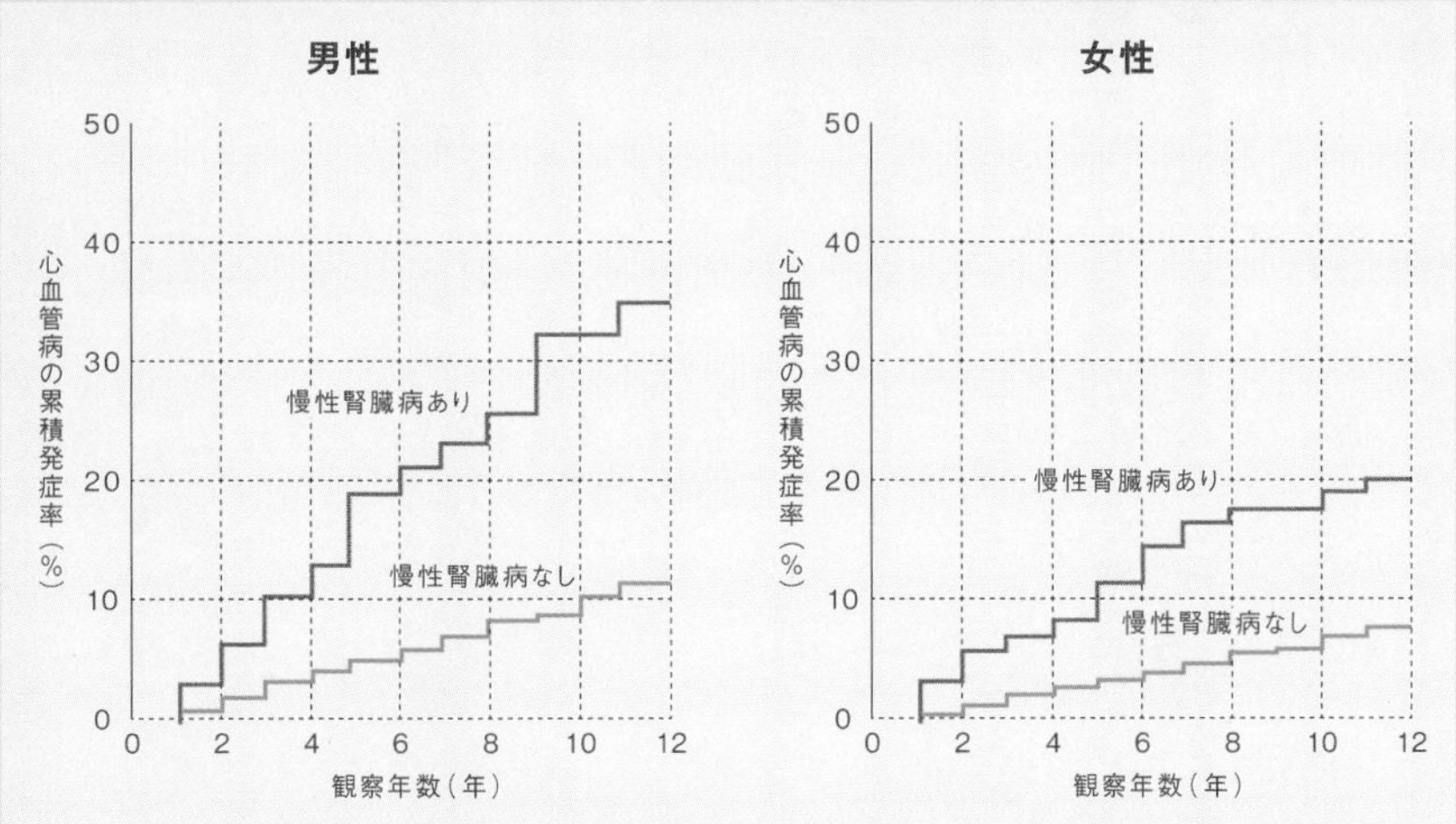

二宮利治 他「一般住民における慢性腎臓病と心血管病発症の関係: 久山町研究」 透析会誌 39: 94-96, 2006.より引用

上のグラフは、九州大学大学院が福岡県久山町の40歳以上の一般住民を対象に、1961年から2002年にわたって大規模に追跡調査した結果である。男女ともに「慢性腎臓病あり」のグループが「慢性腎臓病なし」のグループより心血管病の発症率が高いのが見てとれる。

心腎連関症候群

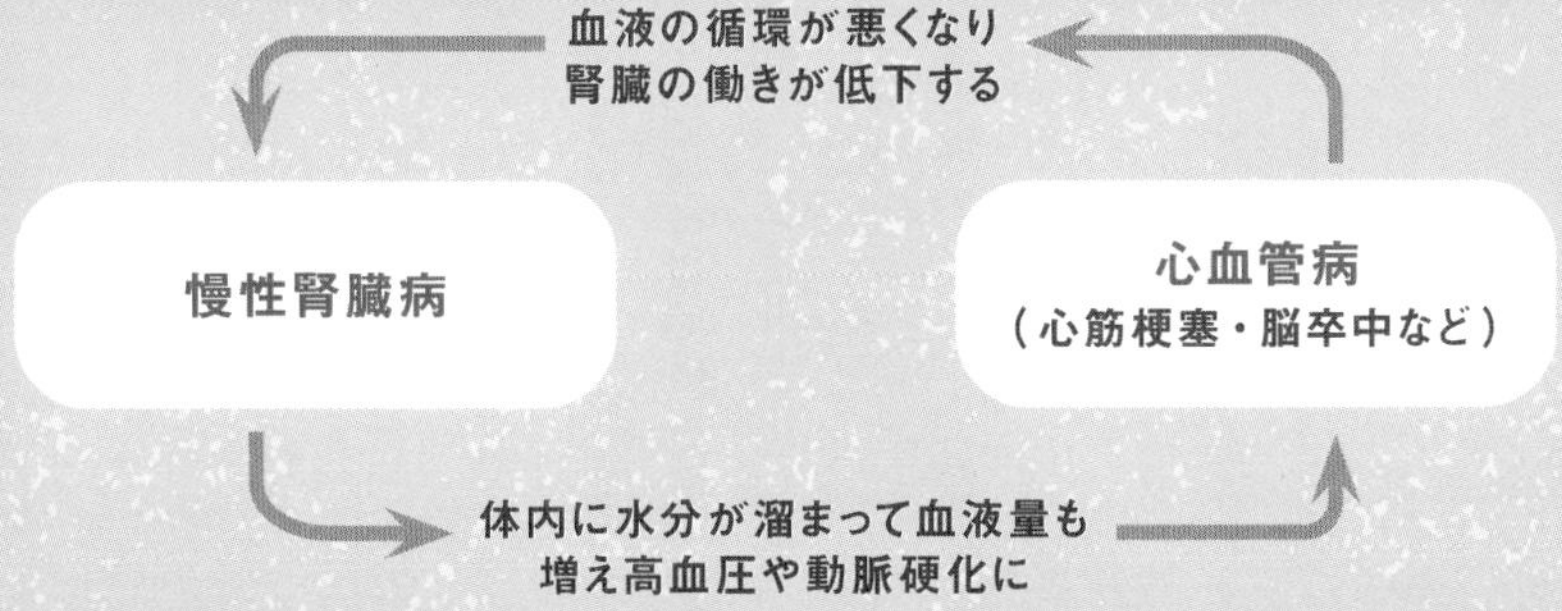

慢性腎臓病は心筋梗塞や脳卒中などの心血管病を引き起こす要因であり、さらに心血管病は腎臓の働きを悪くさせる。このような相互関係は近年では「心腎連関症候群」と呼ばれる。腎臓が末期腎不全まで悪くなると、腎臓よりも心筋梗塞や脳卒中が原因で死に至るケースが多い。

第1章

体にとって超重要な
腎臓の仕組みと働き

あなたは慢性腎臓病？ 健康診断でチェックすべき数値

○毎年の健康診断でチェックを

慢性腎臓病とは腎臓が慢性的に悪い状態のことを指しますが、どれくらい腎臓が悪くなると診断されるのか。その基準は日本腎臓学会の『エビデンスに基づくCKD診療ガイドライン2018』に明記されています。左ページ上部にあるのがその内容で、ここに書かれた条件を満たすと慢性腎臓病と診断されます。

条件内容にある尿たんぱくや尿アルブミンの値は、基本的には健康診断の尿検査でわかります。職場や学校、地域の健康診断を受けたときに、その値を確認してみてください。条件内容にはありませんが、血尿を判定するために尿潜血もチェックしておきたい項目です。

一方、GFR（糸球体ろ過量）については血液検査での血清クレアチニンの値が参考になります。**クレアチニンとは筋肉を動かしたときに発生する老廃物で、腎機能が正常なら血液からろ過されて尿へ排出されます。しかし腎機能が低下するとうまくろ過できず、血液中に残りやすくなります。**このクレアチニンの量で腎臓のろ過機能を見るわけです。クレアチニンとGFRの関係は27ページで解説しています。

これらの値を健康診断のたびにチェックし、少しでも異常がみられたら医療機関を受診してください。慢性腎臓病は、早期に発見して対処すれば腎機能の低下を防ぎやすくなります。

慢性腎臓病の診断基準

①尿検査や画像診断により腎障害があると判断される
（尿たんぱくが0.15g／gCr以上、または尿アルブミンが30mg／gCr以上）

②GFR（糸球体ろ過量）（→P.27）が60ml／分／1.73㎡以下

①または②の状態が3ヶ月以上続く ＝ **慢性腎臓病**

日本腎臓学会『エビデンスに基づくCKD診療ガイドライン2018』より引用

慢性腎臓病は、上記のように尿たんぱく（糖尿病の場合は尿アルブミン）の値が一定以上、またはGFR（糸球体ろ過量）が一定以下の状態が3ヶ月以上続くと診断される。尿たんぱくや尿アルブミンなどの値は、職場や学校、地域の健康診断でチェックできる。

慢性腎臓病の検査

血液検査

血清クレアチニン 値で診断

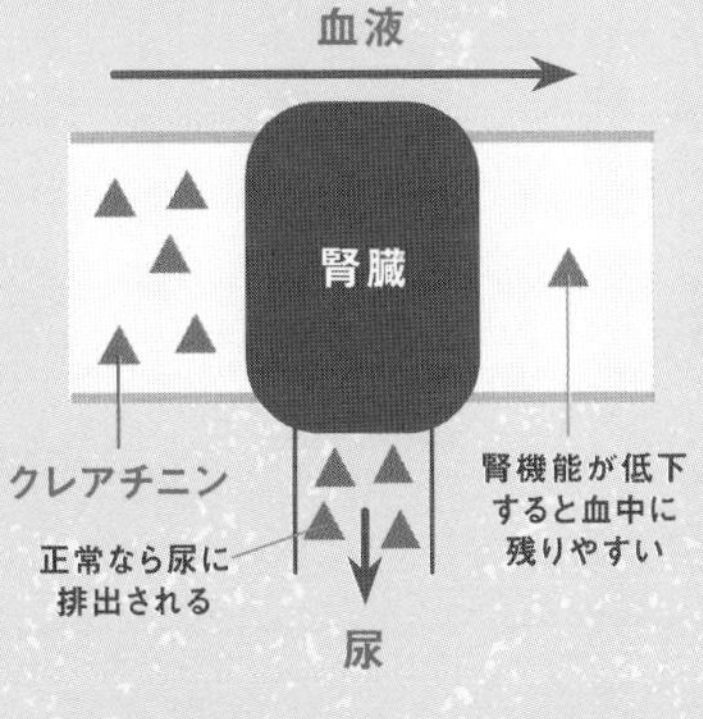

健康診断で検査する血清クレアチニンの値は、GFR（糸球体ろ過量）の参考となる。筋肉量によって基準が変わるが、基準以上に多いと腎臓のろ過機能の低下が疑われる。

尿検査

尿たんぱく
尿潜血
値で診断

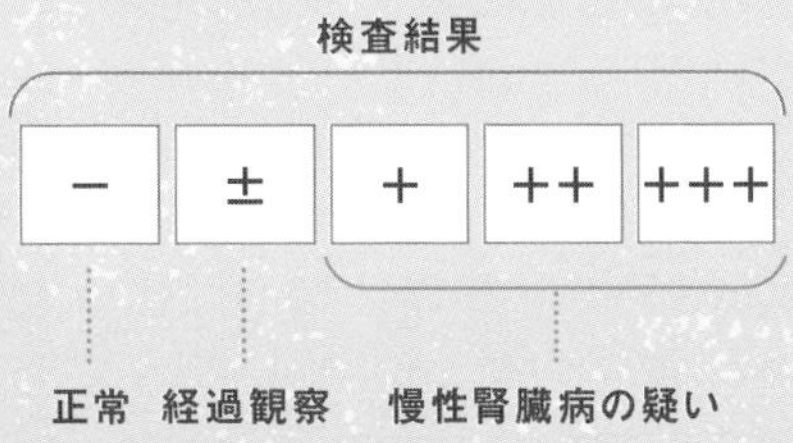

健康診断の尿検査では、上の図のように5段階で診断される。それぞれ「＋」以上の結果が出た場合は慢性腎臓病が疑われるため、一度しっかり医療機関を受診したほうがいい。

慢性腎臓病に自覚症状ってあるの？

○わずかな体調の変化がサインかも

　慢性腎臓病の怖いところは、初期の段階では自覚症状がほとんどないことです。気づかないうちに腎臓がどんどん悪くなり、はっきりとした症状が現れたときにはもう手遅れ、というケースも珍しくありません。糖尿病などと同じく、サイレントキラーといえる病気なのです。

　しかし、悪くなる前触れがまったくないわけではなく、**腎機能が落ちてくると体調や尿に少し変化が現れます。たとえば尿にたんぱく質が出ると尿が泡立ちやすくなりますし、血尿が出れば尿の色が濃くなります。**また、トイレへ行く回数がやたらに増えたり、尿があまり出なくなったりすることもあります。尿のにおいがきつくなるのも前兆のひとつです。

　一方、老廃物の排出が十分にされなくなると、体にむくみが現れます。はっきりとわかるむくみでなくても、指輪や靴が少しきつく感じられるという軽度のむくみの場合もあります。ほかにも、だるさや疲れを感じやすくなったり、貧血や息切れが頻発することもあります。

　こうした自覚症状が出た場合、必ずしも慢性腎臓病とは限りませんが、腎臓が悪くなっている可能性がありますので、早めに医療機関を受診することをおすすめします。何気ない体調の変化に思えるひとつひとつが、じつは慢性腎臓病のサインだったりするのです。

自覚症状が少なく気づいたときには手遅れに

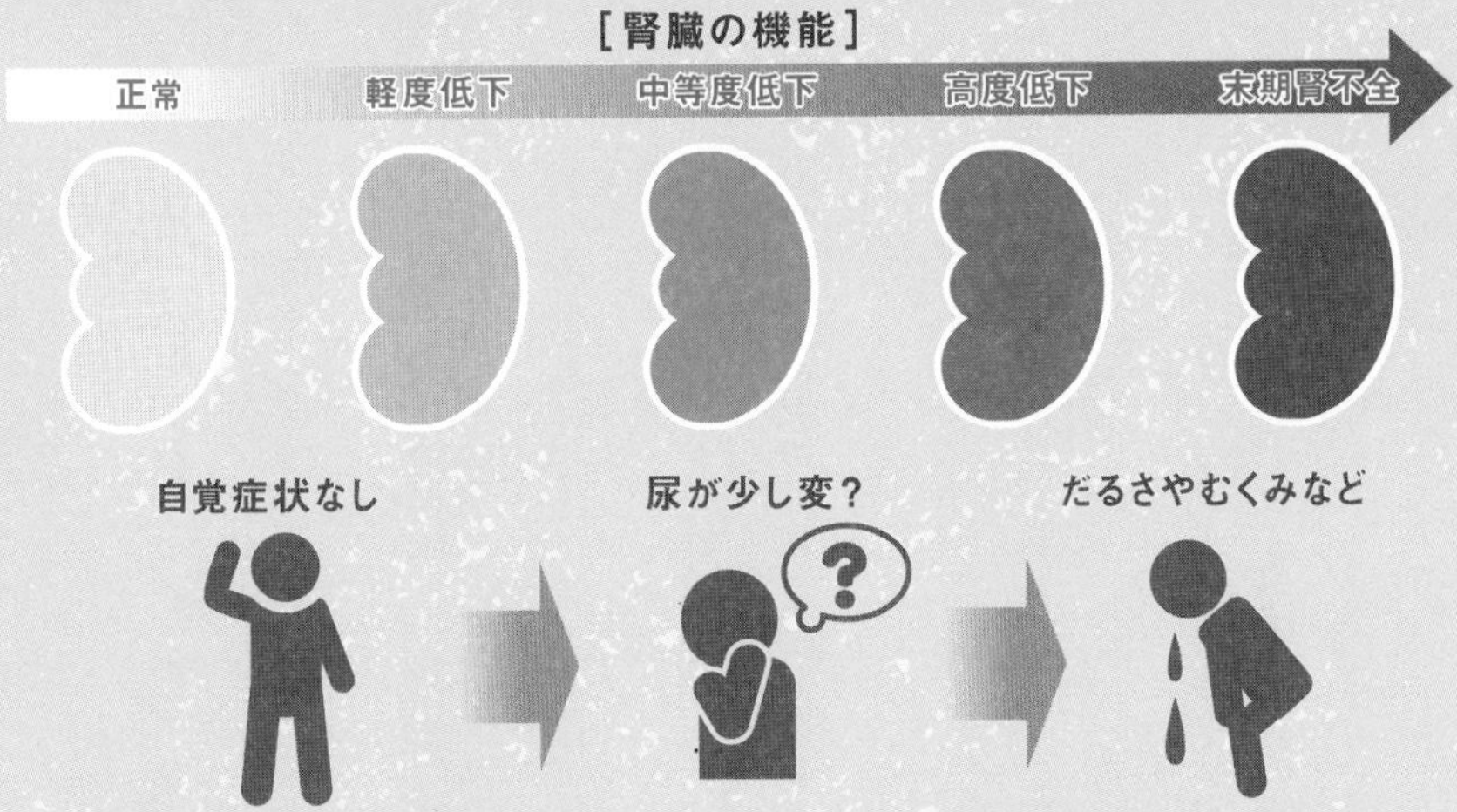

初期段階ではほとんど自覚症状がなく、明らかな症状が出る頃にはかなり腎臓が悪くなっていることもある。病気に気づくのはなかなか難しいが、下記のような様子がみられたら慢性腎臓病が進行している可能性があるので、普段からチェックしておきたい。

▼早期発見のためのチェックポイント▼

尿の状態がおかしい

- □ 尿が泡立ち、その泡がなかなか消えない（たんぱく尿の疑いあり）
- □ 尿が茶色または黒色に近い（血尿）
- □ 尿から強いアンモニア臭がする
- □ 水分の取り過ぎでなく1日に10回以上トイレに行きたくなる（頻尿）
- □ 尿が1日に3L以上（多尿）、または400ml以下（乏尿）

老廃物が十分に排泄されていない

- □ 指輪や靴がきつくなった
- □ だるさや疲れやすさを感じる
- □ 食欲不振や吐き気、全身のかゆみがある
- □ 少しの運動で息切れする
- □ 貧血や立ちくらみがよく起きる
- □ 汗をほとんどかかない

慢性腎臓病における ステージの違いを知る

○GFRによるステージ分け

ひと言で慢性腎臓病といっても、腎臓が悪くなり始めたばかりの状態から末期腎不全まで、その程度はさまざまです。そこで、**慢性腎臓病の進行度を表すために使われるのが「ステージ」という区分けです。**

ステージは左ページの表にあるように、G1からG5まで全部で6段階に分かれています。このステージ分けは「GFR（糸球体ろ過量）」という数字をもとに行われます。これは糸球体がどれだけの血液をろ過できるかを表した数字で、正常な状態を100として腎機能が半分になれば50、2割になれば20と、比率がすぐにわかるようになっています。

23ページで述べたように、**GFRが60を下回るステージG3a～G5が慢性腎臓病に該当しますが、G1やG2でも尿たんぱくや尿アルブミンが一定以上ある場合は、慢性腎臓病と診断されるので注意が必要です。**

なお、GFRを正確に調べるには大変な検査が必要なため、一般には血液検査の血清クレアチニンの値から簡易的にGFRを算出する「eGFR（推算糸球体ろ過量）」が用いられます。これは性別と年齢による標準的な筋肉量の差を考慮した数字で、あくまでも推算値にはなりますが、28ページからの早見表で現在の値を簡単に調べることができます。

腎機能の程度を表すGFR（糸球体ろ過量）

GFR※　＝　1分間・1.73㎡あたりの血液ろ過量（ml）

※Glomerular Filtration Rate

正常な状態が100（血液ろ過量が100ml）
50なら50%、20なら20%の腎機能しかないと判断される

●GFRによる慢性腎臓病ステージ分け

	GFR	ステージ	状態
100 90	90〜	G1	正常な状態。ただし高血圧や糖尿病、脂質異常症、肥満、喫煙習慣などがある場合は慢性腎臓病へ進みやすいので注意。
80 70 60	60〜89	G2	腎機能がやや低下した状態。自覚症状はほとんどない。まだ慢性腎臓病の領域ではなく、食事や生活習慣の改善で回復が見込める。
50	45〜59	G3a	腎機能が半分程度まで低下した状態。むくみや尿の異常などが少し現れる。この状態が3ヶ月以上続くと慢性腎臓病と診断される。
40 30	30〜44	G3b	腎機能がさらに低下した状態。自覚症状はG3aとあまり変わらないが、心血管病のリスクが著しく高くなる。
20	15〜29	G4	腎機能が大幅に低下した状態。だるさなど自覚症状が強く現れる。腎機能の回復は困難で、尿毒症や心不全の危険も。
10 0	〜14	G5	腎機能がほとんど失われ、末期腎不全と呼ばれる状態。吐き気や食欲低下など、さらに自覚症状が強くなる。透析療法や腎移植が必要。

手早く診断するためのeGFR（推算糸球体ろ過量）

eGFR※　＝　性別、年齢、血清クレアチニン値から推算したGFR

※estimated GFR

性別	……男女の筋肉量の違いによる補正
年齢	……年齢による筋肉量の衰えを補正
血清クレアチニン値	……血液検査により測定

GFRは正確に調べるのが大変なため、一般には血清クレアチニンの値から簡易的にGFRを算出するeGFRが用いられる。これは性別・年齢による標準的な筋肉量の差から血清クレアチニン値を補正して算出している。28ページから男女別にeGFRの早見表を掲載している。

血清クレアチニン値（mg/dL）	年齢													
	20	25	30	35	40	45	50	55	60	65	70	75	80	85
2.4	31.5	29.6	28.0	26.8	25.8	25.0	24.2	23.6	23.0	22.5	22.0	21.6	21.2	20.8
2.5	30.1	28.3	26.8	25.7	24.7	23.9	23.2	22.5	22.0	21.5	21.0	20.6	20.2	19.9
2.6	28.9	27.1	25.7	24.6	23.7	22.9	22.2	21.6	21.1	20.6	20.2	19.8	19.4	19.1
2.7	27.7	26.0	24.7	23.6	22.7	21.9	21.3	20.7	20.2	19.8	19.3	19.0	18.6	18.3
2.8	26.6	25.0	23.7	22.7	21.8	21.1	20.5	19.9	19.4	19.0	18.6	18.2	17.9	17.6
2.9	25.6	24.0	22.8	21.8	21.0	20.3	19.7	19.2	18.7	18.3	17.9	17.5	17.2	16.9
3.0	24.7	23.2	22.0	21.0	20.2	19.6	19.0	18.5	18.0	17.6	17.2	16.9	16.6	16.3
3.1	23.8	22.3	21.2	20.3	19.5	18.9	18.3	17.8	17.4	17.0	16.6	16.3	16.0	15.7
3.2	23.0	21.6	20.5	19.6	18.9	18.2	17.7	17.2	16.8	16.4	16.1	15.7	15.5	15.2
3.3	22.2	20.9	19.8	18.9	18.2	17.6	17.1	16.6	16.2	15.9	15.5	15.2	14.9	14.7
3.4	21.5	20.2	19.2	18.3	17.6	17.1	16.5	16.1	15.7	15.3	15.0	14.7	14.5	14.2
3.5	20.9	19.6	18.6	17.8	17.1	16.5	16.0	15.6	15.2	14.9	14.6	14.3	14.0	13.8
3.6	20.2	19.0	18.0	17.2	16.6	16.0	15.5	15.1	14.8	14.4	14.1	13.8	13.6	13.3
3.7	19.6	18.4	17.5	16.7	16.1	15.5	15.1	14.7	14.3	14.0	13.7	13.4	13.2	13.0
3.8	19.1	17.9	17.0	16.2	15.6	15.1	14.7	14.3	13.9	13.6	13.3	13.0	12.8	12.6
3.9	18.5	17.4	16.5	15.8	15.2	14.7	14.2	13.9	13.5	13.2	12.9	12.7	12.4	12.2
4.0	18.0	16.9	16.0	15.3	14.8	14.3	13.9	13.5	13.1	12.8	12.6	12.3	12.1	11.9
4.1	17.5	16.5	15.6	14.9	14.4	13.9	13.5	13.1	12.8	12.5	12.2	12.0	11.8	11.6

※日本腎臓学会「eGFR 男女・年齢別早見表」をもとに作成。

※数値はあくまでも推算値で、男女・年齢ごとの標準的な筋肉量で算出しています。正確な診断は医療機関を受診して行ってください。

eGFR（推算糸球体ろ過量）早見表　男性用

血清クレアチニン値（mg/dL）	年齢													
	20	25	30	35	40	45	50	55	60	65	70	75	80	85
0.6	143.6	134.7	127.8	122.3	117.7	113.8	110.4	107.4	104.8	102.4	100.2	98.3	96.5	94.8
0.7	121.3	113.8	108.0	103.3	99.4	96.1	93.3	90.7	88.5	86.5	84.7	83.0	81.5	80.1
0.8	104.8	98.3	93.3	89.3	85.9	83.1	80.6	78.4	76.5	74.7	73.2	71.7	70.4	69.2
0.9	92.1	86.4	82.0	78.5	75.5	73.0	70.8	68.9	67.2	65.7	64.3	63.1	61.9	60.8
1.0	82.1	77.0	73.1	69.9	67.3	65.1	63.1	61.4	59.9	58.5	57.3	56.2	55.2	54.2
1.1	74.0	69.4	65.9	63.0	60.6	58.6	56.9	55.3	54.0	52.7	51.6	50.6	49.7	48.8
1.2	67.3	63.1	59.9	57.3	55.1	53.3	51.7	50.3	49.1	48.0	46.9	46.0	45.2	44.4
1.3	61.6	57.8	54.9	52.5	50.5	48.8	47.4	46.1	45.0	43.9	43.0	42.2	41.4	40.7
1.4	56.8	53.3	50.6	48.4	46.6	45.0	43.7	42.5	41.5	40.5	39.7	38.9	38.2	37.5
1.5	52.7	49.4	46.9	44.9	43.2	41.8	40.5	39.4	38.4	37.6	36.8	36.1	35.4	34.8
1.6	49.1	46.1	43.7	41.8	40.2	38.9	37.7	36.7	35.8	35.0	34.3	33.6	33.0	32.4
1.7	46.0	43.1	40.9	39.1	37.7	36.4	35.3	34.4	33.5	32.8	32.1	31.4	30.9	30.3
1.8	43.2	40.5	38.4	36.8	35.4	34.2	33.2	32.3	31.5	30.8	30.1	29.5	29.0	28.5
1.9	40.7	38.2	36.2	34.6	33.3	32.2	31.3	30.4	29.7	29.0	28.4	27.8	27.3	26.9
2.0	38.5	36.1	34.2	32.8	31.5	30.5	29.6	28.8	28.1	27.4	26.8	26.3	25.8	25.4
2.1	36.5	34.2	32.5	31.1	29.9	28.9	28.0	27.3	26.6	26.0	25.5	25.0	24.5	24.1
2.2	34.7	32.5	30.9	29.5	28.4	27.5	26.6	25.9	25.3	24.7	24.2	23.7	23.3	22.9
2.3	33.0	31.0	29.4	28.1	27.1	26.2	25.4	24.7	24.1	23.5	23.0	22.6	22.2	21.8

色分けはeGFR値のステージ分類を表す

- G1（90～）
- G2（60～89）
- G3a（45～59）
- G3b（30～44）
- G4（15～29）
- G5（～14）

血清クレアチニン値（mg/dL）	年齢													
	20	25	30	35	40	45	50	55	60	65	70	75	80	85
2.4	23.3	21.8	20.7	19.8	19.1	18.5	17.9	17.4	17.0	16.6	16.3	15.9	15.6	15.4
2.5	22.3	20.9	19.8	19.0	18.3	17.6	17.1	16.7	16.2	15.9	15.5	15.2	15.0	14.7
2.6	21.3	20.0	19.0	18.2	17.5	16.9	16.4	16.0	15.6	15.2	14.9	14.6	14.3	14.1
2.7	20.5	19.2	18.2	17.4	16.8	16.2	15.7	15.3	14.9	14.6	14.3	14.0	13.8	13.5
2.8	19.7	18.5	17.5	16.8	16.1	15.6	15.1	14.7	14.4	14.0	13.7	13.5	13.2	13.0
2.9	18.9	17.8	16.9	16.1	15.5	15.0	14.6	14.2	13.8	13.5	13.2	13.0	12.7	12.5
3.0	18.2	17.1	16.2	15.5	15.0	14.5	14.0	13.6	13.3	13.0	12.7	12.5	12.3	12.0
3.1	17.6	16.5	15.7	15.0	14.4	13.9	13.5	13.2	12.8	12.5	12.3	12.0	11.8	11.6
3.2	17.0	15.9	15.1	14.5	13.9	13.5	13.1	12.7	12.4	12.1	11.9	11.6	11.4	11.2
3.3	16.4	15.4	14.6	14.0	13.5	13.0	12.6	12.3	12.0	11.7	11.5	11.2	11.0	10.9
3.4	15.9	14.9	14.2	13.5	13.0	12.6	12.2	11.9	11.6	11.3	11.1	10.9	10.7	10.5
3.5	15.4	14.5	13.7	13.1	12.6	12.2	11.8	11.5	11.2	11.0	10.8	10.5	10.4	10.2
3.6	14.9	14.0	13.3	12.7	12.2	11.8	11.5	11.2	10.9	10.7	10.4	10.2	10.0	9.9
3.7	14.5	13.6	12.9	12.4	11.9	11.5	11.1	10.8	10.6	10.3	10.1	9.9	9.7	9.6
3.8	14.1	13.2	12.5	12.0	11.5	11.2	10.8	10.5	10.3	10.0	9.8	9.6	9.5	9.3
3.9	13.7	12.8	12.2	11.7	11.2	10.8	10.5	10.2	10.0	9.8	9.6	9.4	9.2	9.0
4.0	13.3	12.5	11.9	11.3	10.9	10.6	10.2	10.0	9.7	9.5	9.3	9.1	8.9	8.8
4.1	13.0	12.2	11.5	11.0	10.6	10.3	10.0	9.7	9.5	9.2	9.0	8.9	8.7	8.6

※日本腎臓学会「eGFR 男女・年齢別早見表」をもとに作成。

※数値はあくまでも推算値で、男女・年齢ごとの標準的な筋肉量で算出しています。正確な診断は医療機関を受診して行ってください。

eGFR（推算糸球体ろ過量）早見表 女性用

血清クレアチニン値（mg/dL）	年齢 20	25	30	35	40	45	50	55	60	65	70	75	80	85
0.6	106.1	99.5	94.5	90.4	87.0	84.1	81.6	79.4	77.4	75.7	74.1	72.6	71.3	70.0
0.7	89.6	84.1	79.8	76.3	73.5	71.0	68.9	67.1	65.4	63.9	62.6	61.3	60.2	59.2
0.8	77.5	72.7	68.9	66.0	63.5	61.4	59.5	57.9	56.5	55.2	54.1	53.0	52.0	51.1
0.9	68.1	63.9	60.6	58.0	55.8	54.0	52.3	50.9	49.7	48.6	47.5	46.6	45.7	45.0
1.0	60.7	56.9	54.0	51.7	49.7	48.1	46.6	45.4	44.3	43.3	42.4	41.5	40.8	40.1
1.1	54.7	51.3	48.7	46.6	44.8	43.3	42.0	40.9	39.9	39.0	38.2	37.4	36.7	36.1
1.2	49.7	46.6	44.2	42.3	40.7	39.4	38.2	37.2	36.3	35.4	34.7	34.0	33.4	32.8
1.3	45.5	42.7	40.5	38.8	37.3	36.1	35.0	34.1	33.2	32.5	31.8	31.2	30.6	30.1
1.4	42.0	39.4	37.4	35.8	34.4	33.3	32.3	31.4	30.6	29.9	29.3	28.7	28.2	27.7
1.5	38.9	36.5	34.7	33.2	31.9	30.9	29.9	29.1	28.4	27.8	27.2	26.6	26.2	25.7
1.6	36.3	34.0	32.3	30.9	29.7	28.8	27.9	27.1	26.5	25.9	25.3	24.8	24.4	24.0
1.7	34.0	31.9	30.2	28.9	27.8	26.9	26.1	25.4	24.8	24.2	23.7	23.2	22.8	22.4
1.8	31.9	29.9	28.4	27.2	26.1	25.3	24.5	23.9	23.3	22.7	22.3	21.8	21.4	21.1
1.9	30.1	28.2	26.8	25.6	24.6	23.8	23.1	22.5	21.9	21.4	21.0	20.6	20.2	19.8
2.0	28.4	26.7	25.3	24.2	23.3	22.5	21.9	21.3	20.7	20.3	19.8	19.5	19.1	18.8
2.1	26.9	25.3	24.0	23.0	22.1	21.4	20.7	20.2	19.7	19.2	18.8	18.4	18.1	17.8
2.2	25.6	24.0	22.8	21.8	21.0	20.3	19.7	19.2	18.7	18.3	17.9	17.5	17.2	16.9
2.3	24.4	22.9	21.7	20.8	20.0	19.3	18.8	18.2	17.8	17.4	17.0	16.7	16.4	16.1

色分けはeGFR値のステージ分類を表す

- G1（90～）
- G2（60～89）
- G3a（45～59）
- G3b（30～44）
- G4（15～29）
- G5（～14）

慢性腎臓病になっても生活習慣や治療でケアできる

○重症度に合わせた治療方法

かつて慢性腎臓病は「不治の病」や「死に至る病」とされていましたが、現在では研究が進み、症状を改善したり進行を抑えたりできることがわかってきました。

腎機能の低下がまだ始まったばかりなら、食事や運動による対処で改善が見込めます。それ以上に腎臓が悪くなった場合、腎機能はもとの状態にはもう戻りませんが、病気の進行を遅らせたり食い止めたりすることで、普段どおり生活していくことはできます。慢性腎臓病になっても、けっして悲観することはないのです。

実際にどのように慢性腎臓病に対処をしていくのか、目安となるのが慢性腎臓病の重症度分けです。この重症度は、左ページ下部の表のように、GFRによるステージ分けと尿たんぱく（糖尿病の人は尿アルブミン）を合わせた評価で分類されます。表内の**「軽度」までなら食事や運動など生活習慣の改善で回復が見込めます**が、「中等度」になると腎不全の危険があり、専門医による診断と治療が必要になります。「高度」の箇所は腎臓の機能が著しく低下していて、透析療法も視野に入ります。

いずれにしても現在では死に至るケースは減り、透析療法の開始時期を遅らせる方法もわかってきました。とにかく、病気はできるだけ早く発見して対処することが大事です。

慢性腎臓病は進行を止めるのが最重要

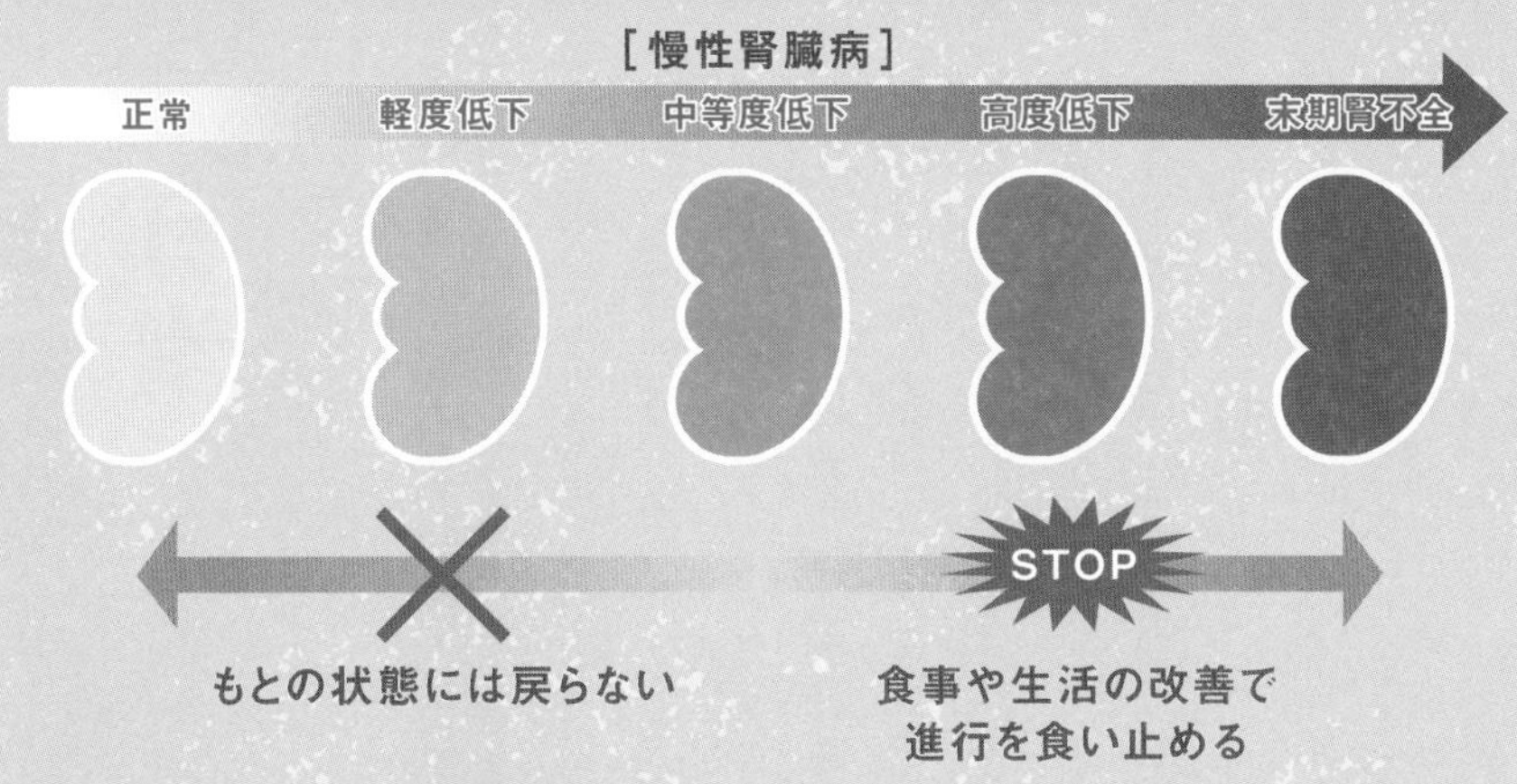

腎臓はある程度以上悪くなってしまうと、もうもとの状態には戻らない。そこからは慢性腎臓病の進行を食い止めることがいちばんの目標となる。食事・生活習慣の改善や専門医による適切な治療を行い、病状を安定させられれば普段どおりの生活をまた続けていける。

慢性腎臓病の重症度

			たんぱく尿区分		
			A1	A2	A3
糖尿病でない人		尿たんぱく	−、±	+	++以上
糖尿病の人		尿アルブミン値（mg/gCr）	〜29	30〜299	300〜
ステージ	G1	GFR 90〜	正常	軽度	中等度
	G2	GFR 60〜89	正常	軽度	高度
	G3a	GFR 45〜59	軽度	中等度	高度
	G3b	GFR 30〜44	中等度	高度	高度
	G4	GFR 15〜29	高度	高度	高度
	G5	GFR 〜14	高度	高度	高度

慢性腎臓病の重症度は、26ページで紹介したGFRによるステージ分けと、尿たんぱく（糖尿病の場合は尿アルブミン）を合わせて評価する。「正常」以外が慢性腎臓病と診断される箇所。「軽度」までなら生活習慣の改善などで回復できる見込みがある。

末期腎不全でも日常生活を送れる？

○末期腎不全になったときの治療法

慢性腎臓病はそのまま症状が進行してしまうと、最終的には末期腎不全に至ります。末期腎不全とは、26ページで紹介したステージでいえばG5にあたり、**腎機能が本来の15％未満しかない状態です。もう血液のろ過もままならず、体内に老廃物がどんどん溜まって尿毒症に陥ります。頭痛や倦怠感、吐き気などに襲われ、全身けいれんや呼吸困難、心不全なども起きてやがて死に至る危険な状態です。**

ただ、このような状態になってしまったらもう終わりというわけではなく、左のページにあるように人工透析（透析療法）や腎臓移植をすることで日常生活に戻ることができます。このうち多くの患者が選択しているのが血液透析で、処置の拘束時間もあって負担は大きいものの、仕事や旅行なども行うことができます。

とはいえ、**人工透析はあくまでも腎機能のサポートであり、腎臓自体は末期状態まで機能が低下していてもまだまだ必要不可欠な臓器ですから、そこからさらに悪化しないよう食事制限や運動療法などが大事になります。**

それ以上に腎臓が悪くなった場合は、腎臓移植も検討されます。移植をすれば腎臓はほぼ正常に戻り、血液透析のような時間的制約もありませんが、免疫による拒絶反応などのリスクもあり、実施例はごくわずかに留まっています。

末期腎不全になると……

- 頭痛
- 倦怠感
- 吐き気
- 嘔吐
- 食欲低下
- 全身けいれん
- 肺水腫
- 息切れ
- 呼吸困難
- 心不全

これらの症状が現れ最終的に死に至る

体内に老廃物が溜まって**尿毒症**に

そこで……

人工透析（透析療法）

血液透析

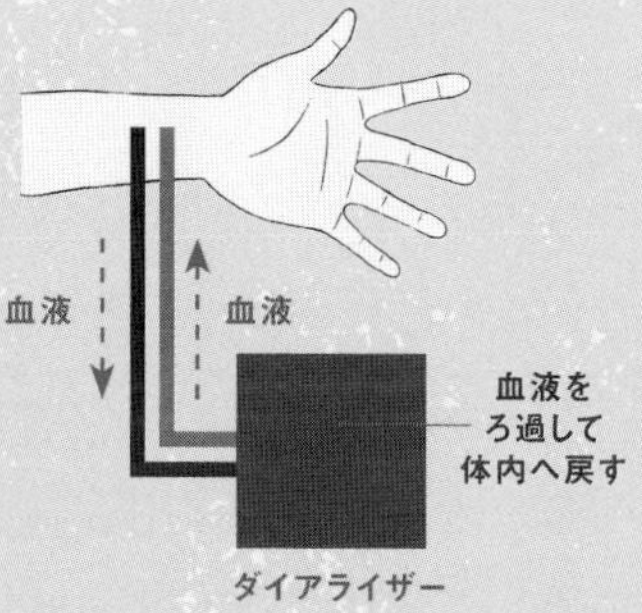

血液をダイアライザーという機械に通してろ過したのちに体内へ戻す。週に3回ほど、それぞれ4～6時間かけて行う。

腹膜透析

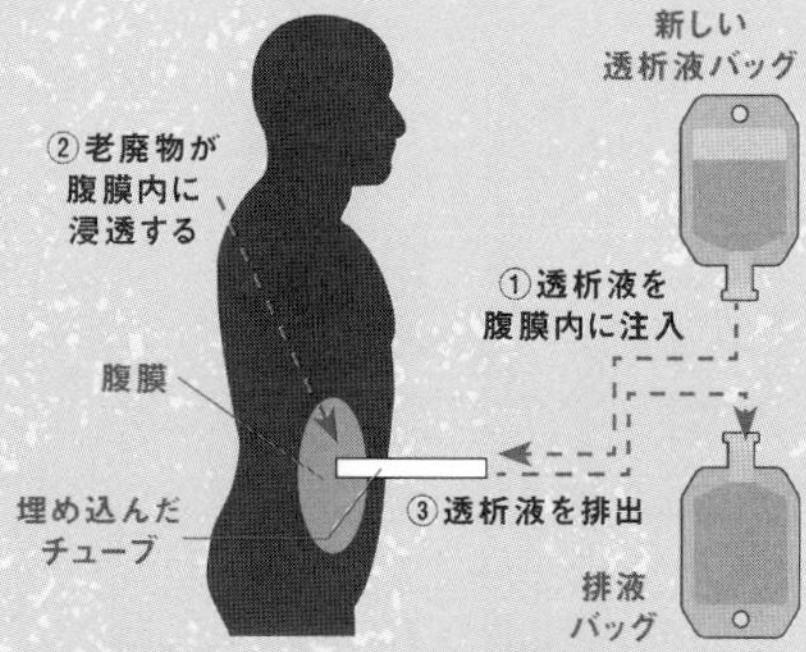

腹膜の浸透圧を利用して老廃物の排出を行う。あまり長期間は続けられないが、医療機関に拘束される時間が少ない長所がある。

腎臓移植

腎臓移植は腎機能をほぼ正常に戻せる方法。存命中の人から片方だけ腎臓をもらう生体腎移植と、脳死・心肺停止の人から腎臓を提供される献腎移植とがある。ただ、実際に行われた例は少ない。

- 腎機能がほぼ正常に
- 生活の制約が少ない
- 拒絶反応の可能性あり
- 実施例はごくわずか

慢性腎臓病にならない
最強予防法

○メタボを避けるのがいちばん重要

慢性腎臓病は現在では不治の病ではないものの、一度悪くなった腎臓はもとに戻らない以上、かからないに越したことはありません。

そもそもなぜ慢性腎臓病になってしまうのか。いちばん多い原因はメタボ（メタボリック症候群）です。高血糖で糖尿病になれば糖尿病性腎症になりやすくなりますし、高血圧は腎硬化症を招きます。脂質異常症も動脈硬化を起こして腎機能の低下につながります。また、プリン体をたくさん摂るなどして高尿酸血症になれば、痛風腎を引き起こします。メタボは慢性腎臓病の温床ともいえる危険な状態なのです。

つまり、メタボを避けることが慢性腎臓病を予防するためのいちばんのポイントといえます。メタボは心筋梗塞や脳卒中のリスクを大幅に高めますし、慢性腎臓病の予防のためだけでなく、普段から気をつけておきたいものです。

メタボにならないようにするには、さんざん耳にしていることと思いますが、食生活に気をつけ、適度な運動をすることです。

ただ、慢性腎臓病はメタボ以外でも多発性嚢胞腎やアルポート症候群など遺伝的な病気で起きることがありますし、原因不明の急性腎障害から罹患することもあります。そのため、定期的に健康診断を受け、尿検査や血液検査で腎臓の異常をいち早く発見することも大事です。

慢性腎臓病の最大の原因はメタボ

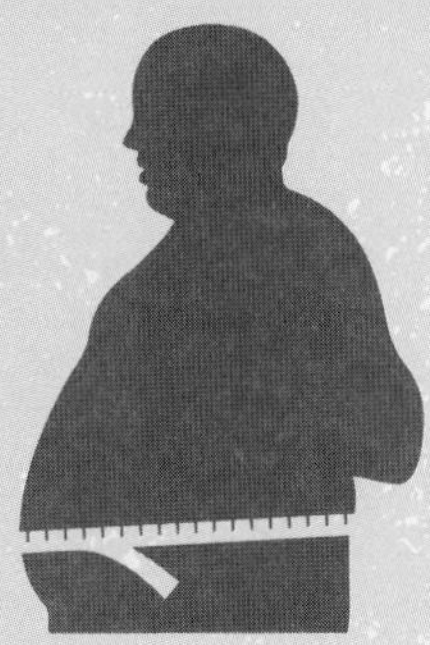

慢性腎臓病

- 高血糖 → 糖尿病性腎症
- 高血圧 → 腎硬化症
- 高尿酸血症 → 痛風腎

慢性腎臓病を予防するには**メタボに気をつけること**

高血糖は糖尿病性腎症に、高血圧は腎硬化症につながり、脂質異常症も動脈硬化を招いて腎障害を引き起こす。また、肥満の人に多い高尿酸血症は痛風腎を発症させやすい。メタボは慢性腎臓病の最大の原因なので、まずメタボを避けるのがいちばんの予防法といえる。

乱れた食生活に注意

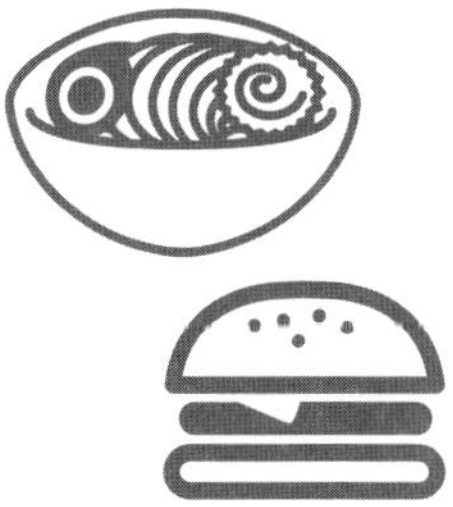

メタボの最大の原因は食べ過ぎや飲み過ぎによる肥満。カロリーや糖質の摂り過ぎに注意して食生活を送りたい。

適度な運動をする

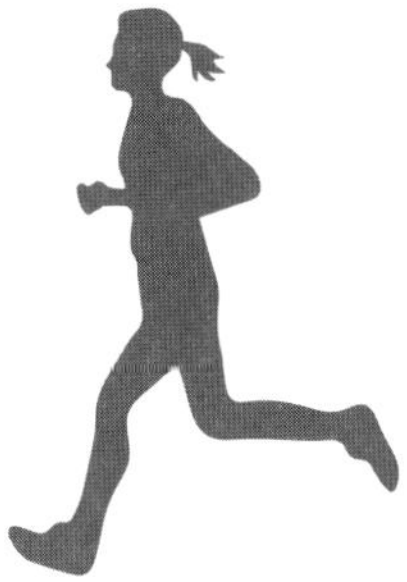

適度な運動は肥満を解消してメタボの予防になる。それだけでなく、体を動かすことで新陳代謝の活性化にもつながる。

検査で早期発見

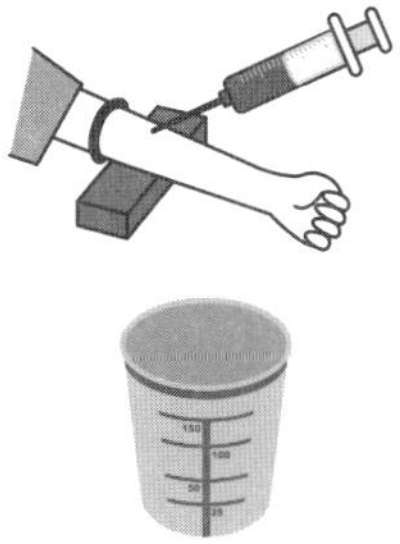

メタボ以外でも慢性腎臓病になることはある。毎年健康診断を受け、尿検査や血液検査で異常を早期発見するのも大事。

まだまだある！ 腎臓の病気

◎注意しておきたい病気の数々

これまでおもに慢性腎臓病について基本的なことを述べてきましたが、腎臓に関係する病気はそれだけではありません。

たとえば遺伝性の病気である多発性嚢胞腎。水分の詰まった袋である嚢胞が腎臓に多数でき、それが腎臓を圧迫する病気です。

同じく遺伝性の病気として、アルポート症候群があります。難聴や視覚障害を伴う病気で、男性の症例が多いのが特徴です。

また、単独の病気の名前ではありませんが、たんぱく尿が出て全身がむくむ病気の総称としてネフローゼ症候群があります。膜性腎症や糖尿病性腎症など慢性腎臓病になる病気も含まれますが、一時的に腎臓の状態が悪くなる微小変化型ネフローゼ症候群などもあります。

そのほか、腎臓がんや尿路結石も腎臓に関係する病気のひとつです。腎臓がんは全がんのなかで罹患数・死亡数ともに2～3％程度とマイナーながんですが、発見が難しく厄介な病気です。**尿路結石は高尿酸血症の人に多く、身近にも比較的よくみられることと思います。**

以上のように、腎臓の病気は生活習慣と関係なく発生するものもいろいろとあります。いつどこで発症するか、誰もがリスクを持っているわけなので、体調に異常が感じられたら早めに医療機関で検査するのが理想的といえます。

多発性嚢胞腎（PKD） ※ Polycystic Kidney Disease

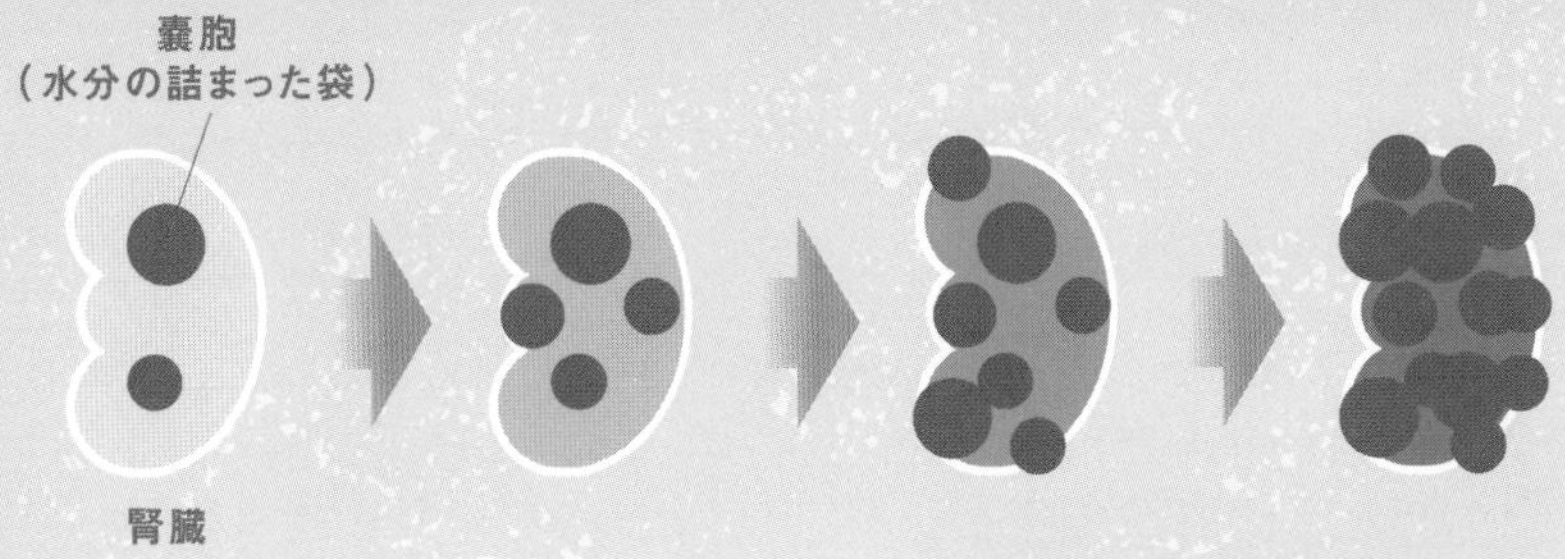

- 腎臓に嚢胞ができてどんどん増殖
- 腎臓が圧迫されて腎機能が低下
- 腎臓が肥大化して腹部を圧迫

**最終的には
末期腎不全に至る！**

腎臓に嚢胞がたくさんでき、腎臓が肥大化して腎機能が低下する病気。親から子へ遺伝する病気で、生まれたときから嚢胞が増え始め、30〜40歳頃にはっきりと発症し、60歳頃には多くが末期腎不全に至る。生活習慣とは関係なく、慢性腎臓病となる病気のひとつである。

多発性嚢胞腎の症状

- 30〜40歳代から症状が現れる
- 血尿や腹痛、高血圧が発症のサイン
- 腎臓の肥大化により痛みを伴うことも
- 胃や腸を圧迫すると食欲不振に
- 脳動脈瘤などの合併症もあり
- 60歳頃には多くは人工透析が必要
- 根本的治療法はない

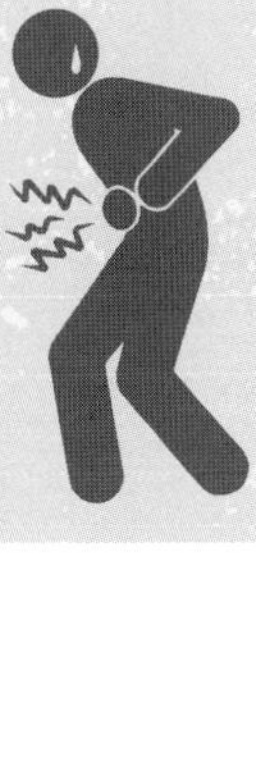

多発性嚢胞腎は遺伝性の病気

**常染色体優性多発性嚢胞腎
（ADPKD）**

※ Autosomal Dominant Polycystic Kidney Disease

- 両親どちらかが遺伝子を持っていると発症
- 症例は比較的多い

**常染色体劣勢多発性嚢胞腎
（ARPKD）**

※ Autosomal Recessive Polycystic Kidney Disease

- 両親ともに遺伝子を持っていると発症
- 症例はまれ

ループス腎炎

全身性エリテマトーデス

自分自身に対する抗体ができてしまう
自己免疫性疾患

症状
・発熱
・関節痛
・蝶形紅斑
（鼻から両頬にかけて
現われる赤み）

これに伴って
発症

ループス腎炎

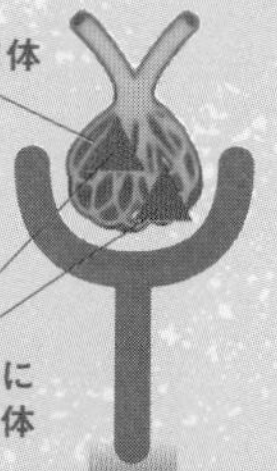

症状
・たんぱく尿
・血尿
・むくみ

原因は不明だが
20〜40歳代の女性に多い

最終的には
末期腎不全に至る！

全身性エリテマトーデスという病気に合併して起きる腎炎。全身性エリテマトーデスは女性に多い原因不明の自己免疫性疾患で、発熱や関節痛があるほか、顔に蝶のような赤みができる。かなりの頻度でループス腎炎を併発し、慢性腎臓病へ進行するケースも多い。

アルポート症候群

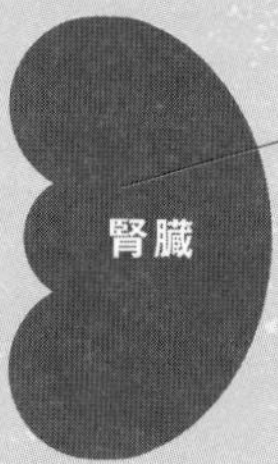

原因となる染色体の関係から
男性の症例が
圧倒的に多い

難聴、視覚障害
を伴うことが多い

・幼少期から血尿が出る
・多くは40歳くらいまでに末期腎不全に至る

遺伝性の糸球体腎炎で、X染色体の異常が関係することから男性の症例が多い。幼少時から血尿が出て、難聴や視覚障害を伴うことも多く、40歳頃までに男性は90％ほどが末期腎不全になる。女性も発症例は一部あるが、末期腎不全に至るケースはほとんどない。

ネフローゼ症候群

ネフローゼ症候群　＝　**たんぱく尿が出て全身がむくむ症状全般**

たんぱく質が尿に出てしまうと……

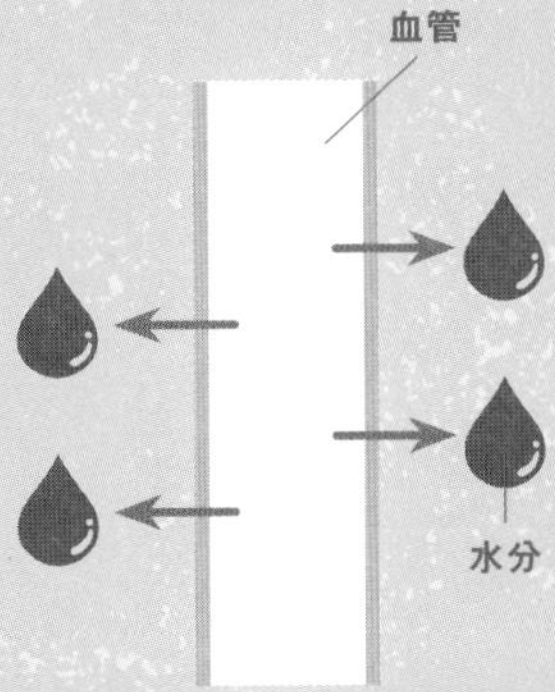

血中のアルブミン（たんぱく質）濃度が下がり、アルブミンにより保たれていた血中の水分が細胞に漏れ出す

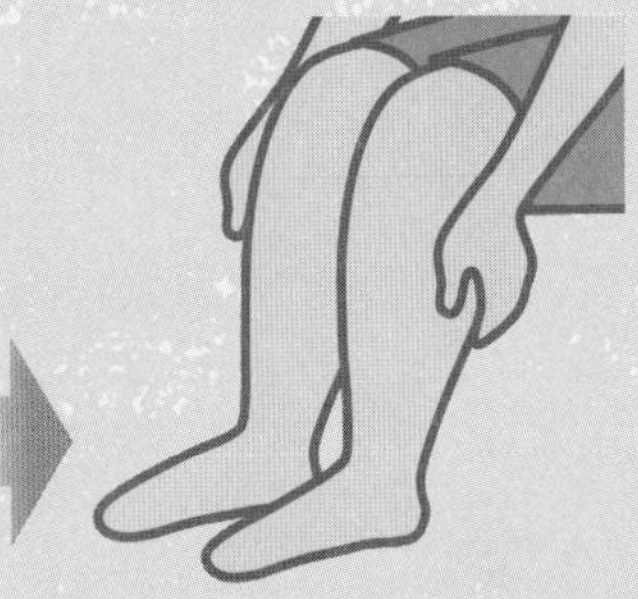

水分が皮下や臓器の外に溜まり、全身にむくみが現れる

たんぱく尿が出て全身がむくむ病気をまとめてネフローゼ症候群と呼ぶ。たんぱく尿とむくみの関係は上記の通り。下記のように病気の原因によって一次性と二次性に分けられる。小児が突発的に発症するケースもあり、その場合はたいてい微小変化型ネフローゼ症候群である。

ネフローゼ症候群になる病気

- 微小変化型ネフローゼ症候群
- 膜性腎症
- 巣状分節性糸球体硬化症
- 膜性増殖性糸球体腎炎　　など

↓

一次性（原発性）ネフローゼ症候群

- 原因となる疾患がなく単独で発生
- 小児から高齢者まで広くみられる

- 糖尿病性腎症
- ループス腎炎
- アミロイドーシス
- がん
- 感染症（B型・C型肝炎）　　など

↓

二次性（続発性）ネフローゼ症候群

- 他の疾患が原因で引き起こされる
- 腎臓以外の部位にも悪影響を及ぼす

腎臓がん

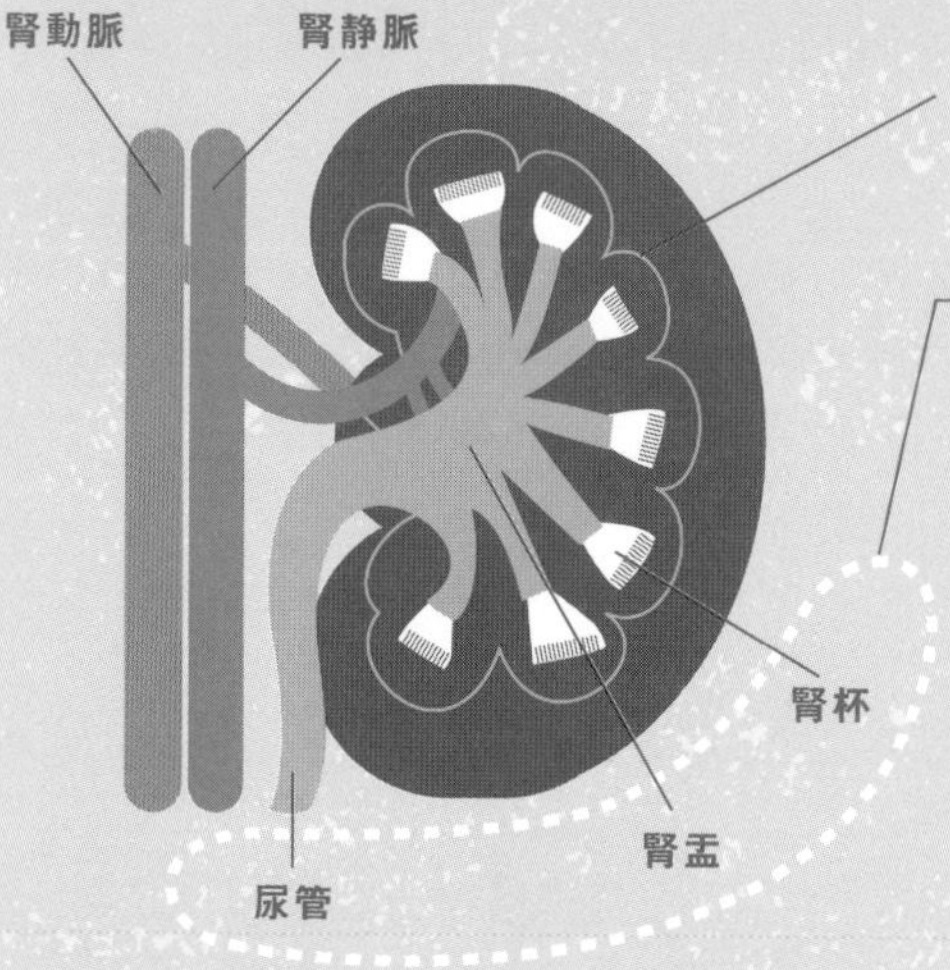

この部分（腎実質）にできたがんは

腎細胞がん

この部分にできたがんは

腎盂がん

・ほとんどは腎細胞がん
・早期は無症状
・進行すると血尿や腰・背中の痛みなどが発生
・他の検査のついでに見つかることも多い

腎臓にできるがんで腎がんともいう。正確には腎臓の中の腎実質と呼ばれる部分にできたものを指し、腎杯や腎盂などにできたがんは腎盂がんと呼ぶ。初期は症状がなく、他の病気のための検査で見つかるケースも多い。がんが大きくなると血尿や腰・背中の痛みなどが出る。

尿路結石

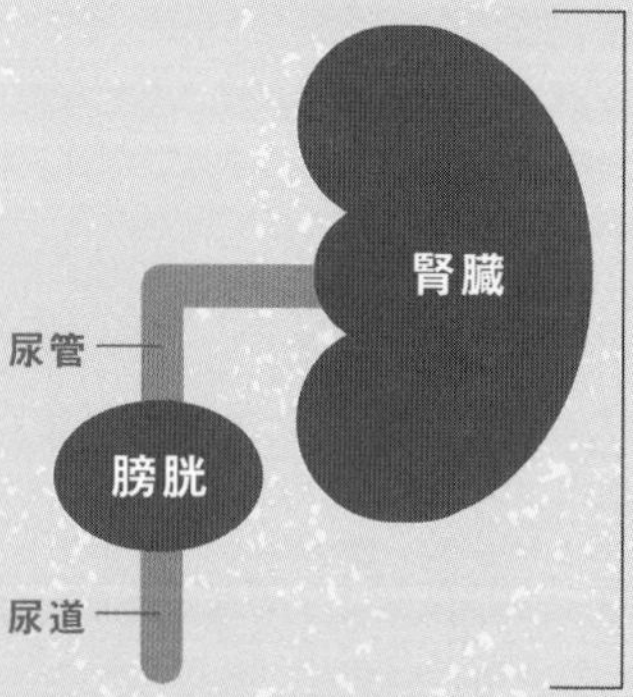

これらの途中で結石が生じる病気

・尿中に結晶が生まれ、シュウ酸やリン酸、カルシウム等が付着して結石となる
・尿路を塞ぐと激しい痛みが発生
・男性に多い
・再発することが多い

肥満との関連も指摘されている

尿の中に結晶が生まれ、それが大きな結石となって腎臓や尿路を塞ぐ病気。肥満で高尿酸血症の男性によくみられ、発症すると激しい腹痛や腰痛をともなう。基本的には水分をたくさん摂って尿からの排出を促すが、腎盂腎炎を発症して重篤になるケースもある。

第2章

腎機能を高める最強の食事法

第2章

腎機能を高める最強の食事法

腎臓にとってよい食べ方、悪い食べ方

○食べ方の問題点を確認してみよう

多くの生物と同様、私たち人間もつねに何かを食べなければ生きていくことはできません。しかし近年、この**「食べる」という行為自体に腎臓を傷める可能性があるということに注目が集まっています。**

実際に何かを食べているときは、食べ物の見た目や香り、味わいなどに意識が向いているため、「食べている状況」や「何をどう食べているか」をあまり考えていない人が多いというのが現実です。たとえば、みなさんが毎日飲んでいるペットボトル飲料。その飲み物に糖分や添加物は入っているでしょうか？　今週だけでスナック菓子やスイーツを何回食べましたか？　こうした問いに即答できる人は少ないと思います。こうした何気なく続けてしまっている日々の食習慣が腎臓に負担をかけ、慢性腎臓病を招くきっかけになっている可能性があるのです。

左ページは、腎臓にとってはよくない食べ方の一例です。**塩分や糖分、脂質、アルコールなどの摂り過ぎがよくないことは言うまでもありませんが、朝食を抜いたり、外食が続いたりするのも腎臓にとっては負担大。**半分以上当てはまるという人は、すでに自分が腎臓病予備軍であることを意識して、より深刻な事態を迎える前に、ひとつでも多く項目を減らせるよう、食習慣を見直すことから始めましょう。

腎臓によくない食べ方していませんか？

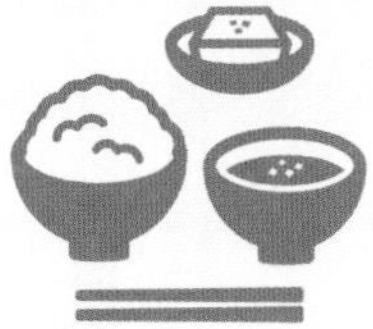

- 朝食は食べないことが多い
- 野菜料理やサラダはあまり食べない
- 料理の味付けは薄めより濃いほうが好き
- 人と食事していると、だいたい先に食べ終わってしまう
- 砂糖やクリームを入れたコーヒーや紅茶、またはジュース類をよく飲む
- おかずには揚げ物や炒め物を食べることが多い
- 朝食、昼食は軽めにして、夕食をしっかり食べる
- ソーセージやハムなどの加工肉をよく食べている
- お腹が空くと我慢できずに間食してしまう
- きのこや海藻類、大豆食品はあまり食べることがない
- スナック菓子やスイーツ、アイスクリームなどをほぼ毎日食べている

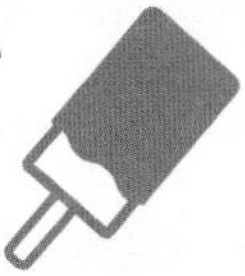

- ほぼ毎日飲酒している
- 食事は家より外で食べることが多い

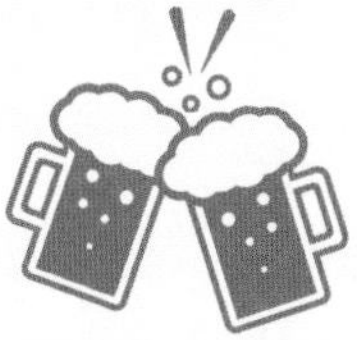

- 食後に「ちょっと食べすぎたな」と感じることが多い
- 遅い時間の夕食や追加で夜食を食べることがよくある

塩分、カロリー、アルコールの摂り過ぎに注意

○大切なのは「減らす・控える」意識

前のページでも少し触れましたが、塩分やカロリー（おもに脂質と糖質）、アルコールの摂り過ぎは、腎臓にとって大きな負担となります。これらが直接腎臓を傷めるのではなく、過剰摂取に起因する糖尿病や高血圧、痛風といった、いわゆる生活習慣病の発症が結果的に腎臓の負担を増すことになるのです。

たとえば、**生活習慣病のなかでも日本人にとくに多い高血圧は、塩分の摂り過ぎが一番の原因とされています。**高血圧になると主要な血管だけでなく、腎臓内の糸球体の毛細血管にまで高い圧力がかかるようになり、結果、老廃物をろ過するためのタコ足細胞が破壊され、腎臓そのものの機能が低下してしまうのです。これは糖質や脂質、アルコールについても同じことがいえます。摂り過ぎの状態が続けば、生活習慣病のリスクが高まり、結果として腎臓を傷めつけることになるのです。

大切なのは「摂り過ぎの状態を改める」ということ。人工透析が必要なほど腎臓病が進行した人でなければ、厳しい食事制限や栄養管理はしなくても大丈夫です。まずは今の食習慣で改めるべきところはどこかを理解し、「腎臓を傷める食事」から「腎臓をいたわる食事」へとシフトしていきましょう。完全に断つのではなく、「減らす・控える」でいいのです。

食習慣と腎臓病の関係

1

塩分

塩分の摂り過ぎは高血圧を引き起こし、腎臓の機能を低下させる原因のひとつにもなる。

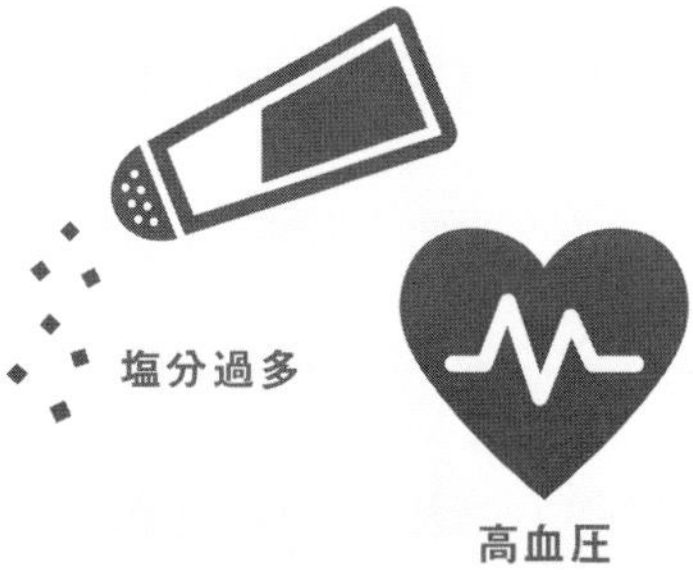

2

アルコール

アルコールの過剰摂取は肥満や痛風、メタボの原因に。当然、腎機能の低下も避けられない。

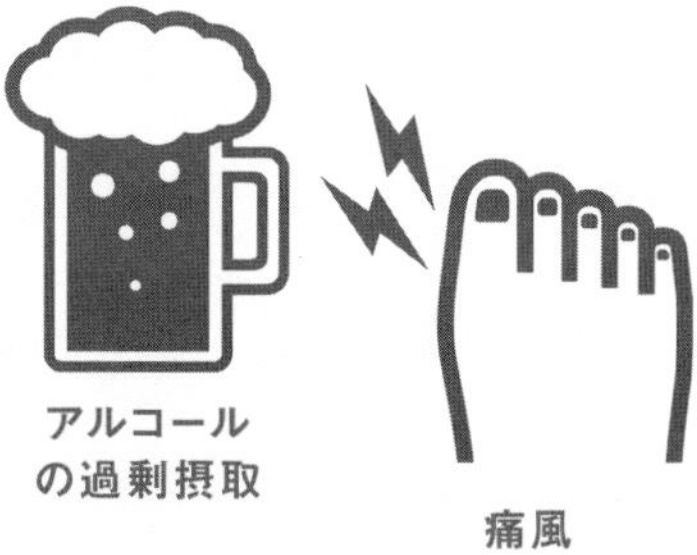

3

カロリー

まずは適切なエネルギー量を知ることが大切。カロリー（糖質・脂質）の摂り過ぎは肥満を招き、腎臓の負担も大きくなる。

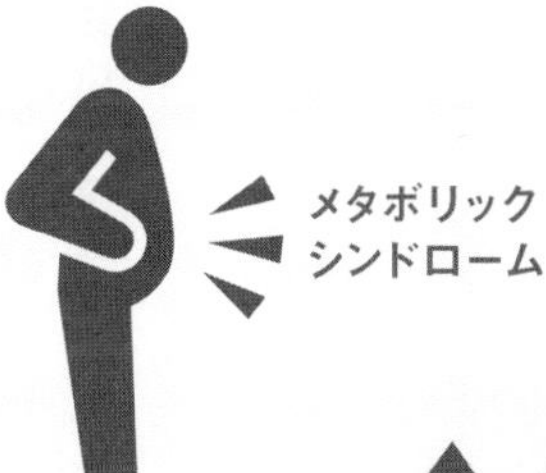

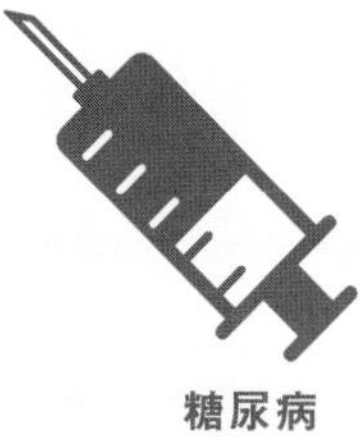

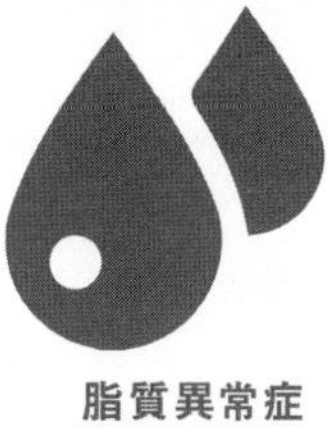

三大栄養素のバランスをチェック

○三大栄養素がエネルギーを作る

人間の体を動かすエネルギーは、三大栄養素とも呼ばれる「糖質」「脂質」「たんぱく質」の3つの栄養成分で成り立っています。

「糖質」は私たちの主食であるお米やパンのほか、イモ類、果物にも多く含まれ、食物繊維と合わせることで「炭水化物」とも呼ばれます。「脂質」は肉類や植物油、バターなどに多く、摂り過ぎると蓄積して体脂肪に。「たんぱく質」は肉や魚、大豆製品に多く含まれ、筋肉や皮膚を作る材料にもなる成分です。どれも普段の食卓によく上がるものばかりなので、普通に食事をしていればエネルギー不足に陥ることはなさそうですが、偏食や過食によりバランスを崩してしまう人も多いようです。**厚生労働省が推奨する三大栄養素の摂取目標量は、1日の摂取エネルギーのうち、糖質（炭水化物）50～65%、脂質20～30%（飽和脂肪酸は7%以下）、たんぱく質13～20%（50～64歳の目標量は14～20%、65歳以上は15～20%）。**献立を考える際の目安として覚えておくといいでしょう。

また、食生活の乱れや過食などにより体型が気になる方は、左の「ＢＭＩ早見表」で体格指数をチェックしてみましょう。理想はＢＭＩ22前後、25以上は肥満です。肥満の方はバランスのよい食事とそれを消費するための適度な運動で、腎臓の負担を減らす必要があります。

カラダを作る三大栄養素

たんぱく質

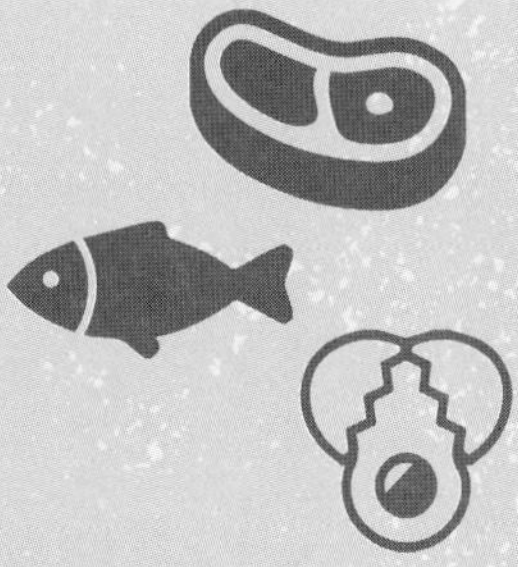

肉や魚、卵、
大豆製品など

糖質

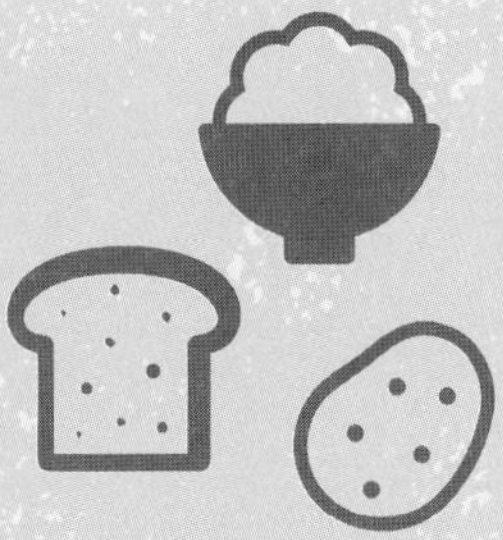

米やパン、イモ類、
フルーツなど

脂質

バターや植物油、
肉類、菓子など

●BMI早見表

	140cm	145cm	150cm	155cm	160cm	165cm	170cm	175cm	180cm	185cm	190cm
45kg	23.0	21.4	20.0	18.7	17.6						
50kg	25.5	23.8	22.2	20.8	19.5	18.4	17.3				
55kg	28.1	26.2	24.4	22.9	21.5	20.2	19.0	18.0	17.0		
60kg	30.6	28.5	26.7	25.0	23.4	22.0	20.8	19.6	18.5	17.5	
65kg	33.2	30.9	28.9	27.1	25.4	23.9	22.5	21.2	20.1	19.0	18.0
70kg	35.7	33.3	31.1	29.1	27.3	25.7	24.2	22.9	21.6	20.5	19.4
75kg	38.3	35.7	33.3	31.2	29.3	27.5	26.0	24.5	23.1	21.9	20.8
80kg	40.8	38.0	35.6	33.3	31.3	29.4	27.7	26.1	24.7	23.4	22.2
85kg		40.4	37.8	35.4	33.2	31.2	29.4	27.8	26.2	24.8	23.5
90kg			40.0	37.5	35.2	33.1	31.1	29.4	27.8	26.3	24.9
95kg				39.5	37.1	34.9	32.9	31.0	29.3	27.8	26.3
100kg				41.6	39.1	36.7	34.6	32.7	30.9	29.2	27.7
105kg					41.0	38.6	36.3	34.3	32.4	30.7	29.1
110kg						40.4	38.1	35.9	34.0	32.1	30.5
115kg							39.8	37.6	35.5	33.6	31.9
120kg							41.5	39.2	37.0	35.1	33.2

※日本肥満学会2011より

18.4以下 低体重　18.5〜24.9 普通体重　25.0〜29.9 肥満（1度）　30.0〜34.9 肥満（2度）
35.0〜39.9 肥満（3度）　40.0以上 肥満（4度）

肥満を防いで腎臓の機能を守る

○自分の「正しい体重」を知ろう

前ページで紹介した通り、身長と体重から導き出すBMI（体格指数）は22前後が標準体重とされ、25を超えている人は太り過ぎと判断されます。当然、生活習慣病のリスクは高まり、腎臓にも必要以上の負担がかかることになりますので、**この負担を減らし、腎臓を守るにはダイエットが不可欠です**。では、具体的に何キロまで体重を減らせばいいのか？　それを求める計算式が左ページに掲載した「標準体重の計算のしかた」です。メートルに換算した身長の2乗×22で求めることができます。たとえば身長170センチの人なら、1・7×1・7×22＝63・6キロが本来の標準体重というわけです。手元に電卓などがなく、すぐに計算できないという方は計算式の下にある「標準体重早見表」で確認してみてください。

自分の標準体重がわかったら、**今度はその値から1日あたりの適正エネルギー量を計算することができます**。左ページ下部にある「適正エネルギー量の計算方法」で、標準体重（A）に最小25から最大30の値（B）を乗算した数値が1日に摂取すべき総エネルギー量となります。なお、BMIの数値が高めでダイエットが必要な方は、（B）の値を20〜25の範囲で計算すると、ダイエットに適したエネルギー量を導き出すことが可能です。

標準体重の計算のしかた

標準体重を求める計算式は以下の通り。

身長(m)×身長(m)×22 ＝標準体重(kg)

※数式内の「22」は、標準的なBMI値

この計算から求められる標準体重の早見表が以下である。

●標準体重早見表

BMI	身長										
	140cm	145cm	150cm	155cm	160cm	165cm	170cm	175cm	180cm	185cm	190cm
18.5(普通体重下限)	36.3	38.9	41.6	44.4	47.4	50.4	53.5	56.7	59.9	63.3	66.8
22(標準体重)	43.1	46.3	49.5	52.9	56.3	59.9	63.6	67.4	71.3	75.3	79.4
25(普通体重上限)	49.0	52.6	56.3	60.1	64.0	68.1	72.3	76.6	81.0	85.6	90.3

適正エネルギー量の計算方法

適正な摂取エネルギー量を求める計算式は以下の通り。

(A)標準体重(kg)×(B)25～30 ＝ 適正エネルギー量(kcal)

※標準体重1kgあたりの適正エネルギー量

(A)の標準体重に対し、±10%の幅を持たせて「目標体重」としてもよい。ただし、BMIが高めの人や1日の運動量が少ない場合は(B)の値を20～25の範囲で、反対に運動量が多い人は25～35の範囲で計算すること。

これが1日3食分の目標値。三度の食事でできるだけ均等になるよう心がけよう

食品はパッケージ裏の「栄養成分表示」を見て買う

○見るだけではなく「見比べる」

皆さんは食品を購入する際、「栄養成分表示」をチェックしていますか？　市販されている**食品のパッケージには必ず「栄養成分表示」の欄が設けられ、「エネルギー（熱量）」「たんぱく質」「脂質」「炭水化物」「食塩相当量」の５項目を表示することが食品表示法により定められています。**ここに表示されている各項目の数値を見れば、一見同じような類似商品でも成分の違いが一目瞭然なのです。

また、最近テレビＣＭや広告などで「糖質オフ」や「カロリーゼロ」を大々的に謳った商品をよく見かけます。健康への意識が高い人なら思わず飛びつきたくなるワードですが、こうした文言の表示にも消費者庁が定めた一定のルール（栄養強調表示の基準）があるのです。たとえば飲料で「糖質を含まない」という意味合いの「糖質ゼロ」「無糖」「ノンシュガー」などのワードをパッケージに表示するには、１００ミリリットルあたりの糖質量が０・５グラム以下と決められています。つまり、５００ミリリットル入りのペットボトルなら糖質２・５グラムまでは「糖質ゼロ」扱いというわけです。同様に「ライト」や「オフ」などの表示も基準値が決められています。**言葉のマジックに安易に飛びつかず、まずは「栄養成分表示」で何がどれだけ入っているのか確認してから買うようにしましょう。**

「栄養成分表示」と「栄養強調表示」

栄養成分表示のルール

栄養成分表示（100gあたり）	
エネルギー	●●●kcal
たんぱく質	●●g
脂質	●g
炭水化物	●g
食塩相当量	●g
カルシウム	●●●mg

(※)食塩相当量（g）は、ナトリウム（mg）×2.54÷1000で算出できる。

必ず「栄養成分表示」と記載。単位は100g、100ml、1食分、1包装、その他1単位のいずれか。

エネルギー、たんぱく質、脂質、炭水化物、ナトリウムの5項目は必須で並び順も変更不可。なお、ナトリウムは食塩相当量（※）に換算して表示する。

文字サイズは原則8ポイント以上。ただし表示面積が150c㎡以下の場合は5.5ポイント以上とする。

●栄養強調表示の基準

栄養成分	含まない（ゼロ・ノン・レス・無など）	低い（ライト・オフ・ダイエット・低・少・ひかえめなど）旨の表示が可	
		食品	飲料
カロリー	5kcal	40kcal	20kcal
脂質	0.5g	3g	1.5g
飽和脂肪酸	0.1g	1.5g	0.75g
コレステロール	5mg	20mg	10mg
糖類	0.5g	5g	2.5g
ナトリウム	5mg	120mg	120mg

※各基準は食品100g、飲料100mlあたりの含有量で、基準値未満なら強調表示が可能となる
※消費者庁「栄養成分表示及び栄養強調表示とは」より

栄養強調表示（糖質）の一例

100gあたり
糖質0.5g以下なら
糖質ゼロ

100mlあたり
糖質2.5g以下なら
糖質オフ

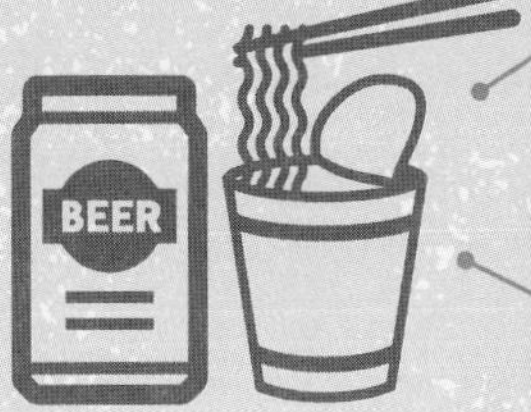

さらに対象商品と比較した
糖質○%カット
といった表示も

腎臓をいたわるなら食べちゃダメ！
ヤバいNGフード10選

○おいしいものほど危険がいっぱい

日本人の食を取り巻く環境は、世界的に見ても非常に豊かでバリエーションに富み、栄養価にも優れているといわれています。その一方で、おいしさや手軽さ、調理の簡便さ、原材料費の圧縮などを追求した結果、食の安全性に疑問符のつく食品も少なくないのだとか。

そうした食品のなかでもとくに生活習慣病のリスクが高く、**腎臓にとっては要注意の食品が左ページに挙げた「NGフード」です**。どれも身近で手軽な食品ばかりで、ほぼ毎日食べているという方も多いかもしれません。しかし、これらはカロリー、塩分、糖質、脂質が高く、ハイリスクな食品の代表格ともいうべきもので、おいしく手軽だからこそ注意したいものなのです。健康な人が週に1～2回食べる程度なら問題はないですが、腎機能の低下している方には絶対におすすめしません。また、**最近は健康を気遣って水替わりに野菜ジュースやスポーツドリンクを飲む人が増えていますが、じつはこれもNG**。ビタミンやミネラルを豊富に含む一方で、糖分も多く入っているので、毎日習慣的に飲み続けるのは考えものです。

NGフード断ちでストレスが溜まってきたら、食べて気分をリセットするのもひとつの手。ただし「週に1回1品だけ」などルールを決めて、それを厳守することが大切です。

医師が勧めないNGフード10選

洋菓子

洋菓子の多くはカロリー、脂質、糖質とも非常に高く、腎臓にとって要注意な食品。

菓子パン

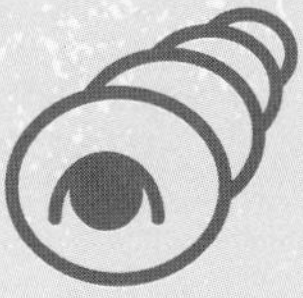

手頃で食べやすい菓子パン、惣菜パンも洋菓子と同じ。食べ過ぎは糖尿病の原因にも。

ジュース

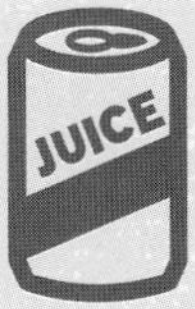

糖分が多く血糖値が上がりやすい。野菜ジュースやスポーツドリンクも同様だ。

缶コーヒー

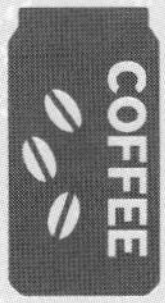

コーヒー、紅茶も砂糖やミルクを入れればジュースと変わらない。飲むなら無糖で。

揚げ物

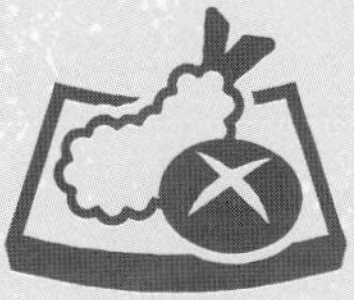

カロリー、脂質ともに高く、腎臓への負担が大きい。衣があるなら剥がして食べよう。

食肉加工品

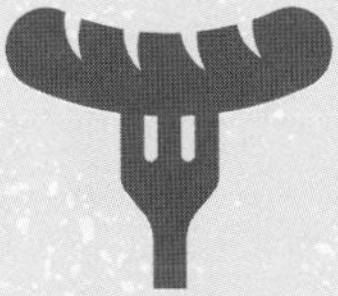

ハムやベーコン、ソーセージは塩分が多いうえに食品添加物のリンも含まれている。

ファストフード

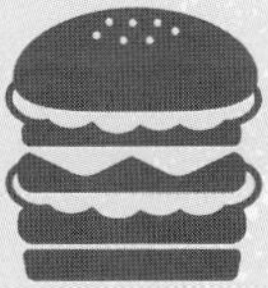

カロリー、塩分、糖質、脂質ともに高く、おすすめできない。食べるなら頻度を減らして。

インスタント食品

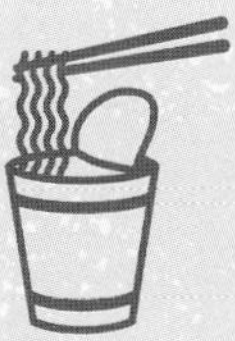

塩分高めの商品が多いので、購入時によく確認を。食品添加物も多く含まれている。

ラーメン

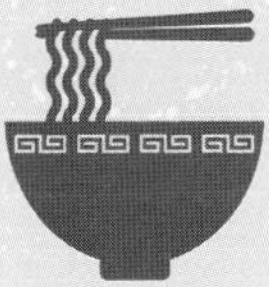

総じて塩分が高く、高カロリー。脂質も高め。食べたいときは汁は飲まずに残すこと。

脂身

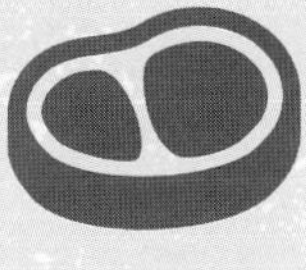

肉の脂身や皮は脂質の塊。取り除いて食べることでカロリーを大幅に減らせる。

食品に含まれる「リン」と腎臓の関係

○腎臓病が進行したら高リン血症に注意

「リン」はたんぱく質に含まれるミネラルのひとつです。その多くはカルシウムと結びついて骨や歯を作る材料となるほか、体内環境の正常化にもひと役買っています。過剰に摂取したリンは通常、腎臓によって体外に排出されますが、腎機能が低下しているとリンの排出が十分にできなくなり、血液中のリン濃度が高まる「高リン血症」を発症する可能性があるのです。この「高リン血症」は非常に厄介で、発症するとさらに腎機能を低下させて「低カルシウム血症」を招き、骨がもろくなる「骨粗鬆症」や、リンとカルシウムが結びついて臓器や血管に沈着する「異所性石灰化」などの症状を連鎖的に引き起こします。とくに「異所性石灰化」は動脈で起こると心筋梗塞や脳梗塞を起こす原因となるため、軽視することはできません。もし軽度であっても**腎臓病と診断されたらリンの数値を正常範囲に保ち、ステージＧ５で高リン血症がある場合にはリン摂取量を制限します。**

リンを制限するには、たんぱく質を多く含む肉や魚、乳製品などの摂取量を減らすのが効果的です。ほかにも乳化剤やかんすい、ｐＨ調整剤といった食品添加物にもリン（リン酸塩）が含まれているので、これらを使用している食品（加工肉やインスタント食品など）はできるだけ食べないようにしましょう。

腎臓の働きとリンの関係

正常な腎臓　　**機能が低下した腎臓**

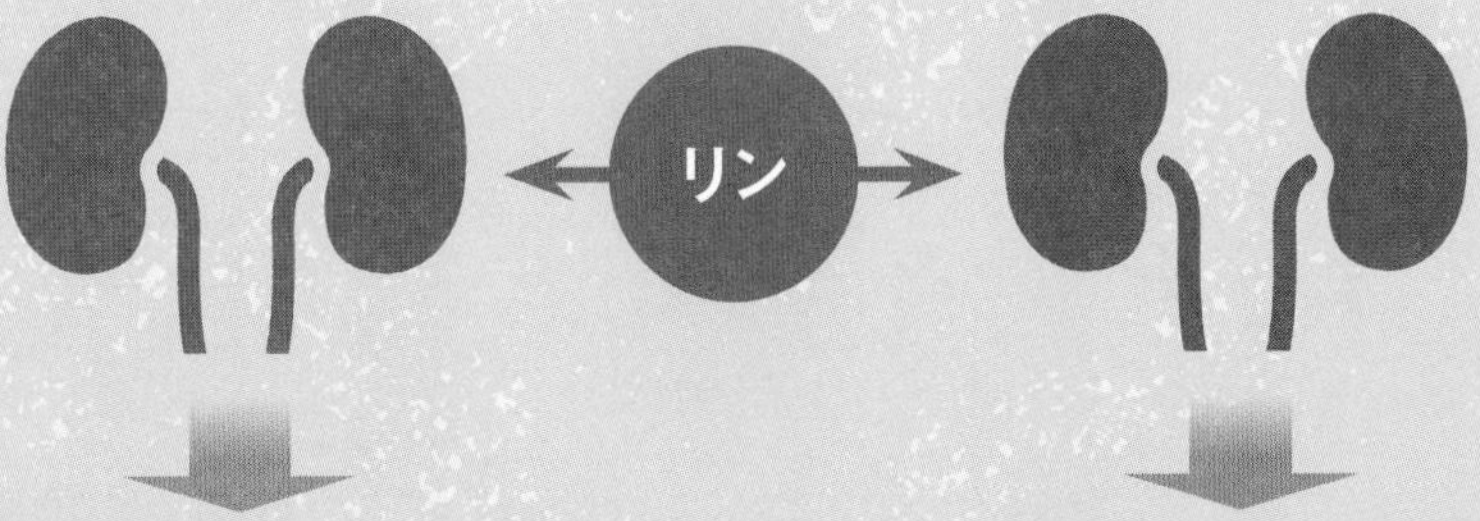

一定量に保たれ、余分なリンは体外に排出される。

リンが排出されにくくなり、血中のリン濃度が上昇。カルシウム不足に。

骨粗鬆症　**低カルシウム血症**　**高リン血症**

リンを多く含む食品と食品添加物

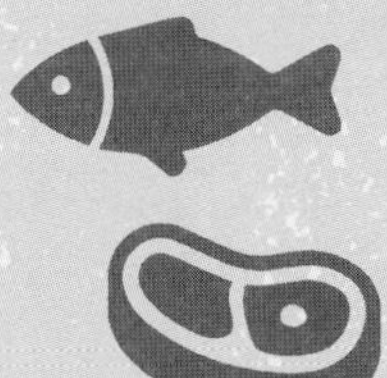

たんぱく質を控えめに

たんぱく質を多く含む食品にはリンの含有量が高いものも多い。量を減らすなど工夫して食べよう。

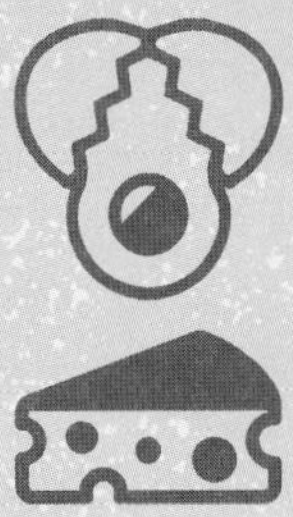

リン含有量の多い食品を知る

卵を使った食品や牛乳、チーズなどの乳製品、ナッツ類などもリンを多く含んでいる。こうした食品を摂り過ぎないよう注意が必要。

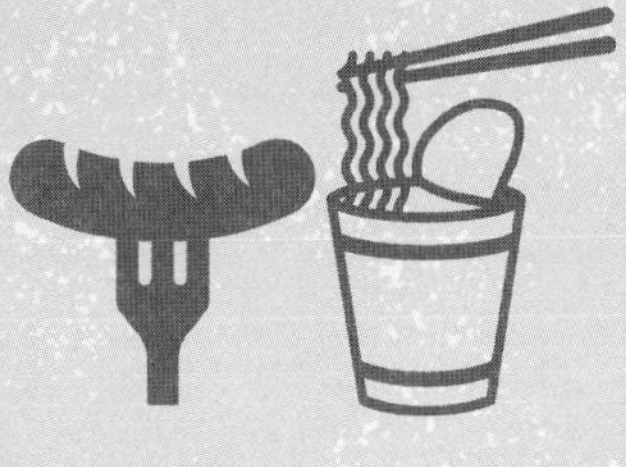

加工食品はできるだけ食べない

カップ麺などのインスタント食品やファストフード、食肉加工品は食品添加物（リン酸塩）が多く含まれているので、できるだけ食べない。または食べる回数を減らす。

部位と調理法をひと工夫すれば お肉も普通に食べてOK

○お肉はどう食べるかが大事！

世代を問わず肉料理が大好きな日本人。鶏の唐揚げやハンバーグ、豚の生姜焼きなどは誰に聞いても好きなおかずの上位にランクインするほどの鉄板メニューです。栄養面でも三大栄養素のひとつ、たんぱく質を摂るうえで欠かすことのできない肉類ですが、食べる部位や食べ方を注意しないとコレステロール過多の状態となり、健康を害してしまうことも。**蓄積したコレステロールが体中の血管を傷め、腎機能の低下を招くこともあるのです。**

左ページに掲載した表は、スーパーマーケットなどでよく見かける肉類１００グラムあたりの栄養成分を一覧にまとめたものです。注目すべきは「脂質」の項目。たとえば同じ豚肉でもバラ肉とロース肉では脂質量が2倍近く違うことがわかります。鶏ササミに至っては鶏もも肉のわずか18分の1。健康を損なうことなく、お肉を食べ続けられると考えれば、この差は決して無視できないでしょう。

お肉は食べ方を工夫することも大切。事前に脂身や皮の部分をカットすれば、調理中に出る余分な脂を減らすことができます。また、**茹でる、蒸す、網焼きなどの調理法なら、調理中に肉に含まれる脂を落とすことも可能**です。揚げ物をするなら少量の油で揚げ焼きに、炒め物も油の量を減らすことを心がけましょう。

肉の部位で脂質量はこんなに違う

●肉の種類と部位による可食部100gあたりの脂質量の違い

肉の種類と部位		脂質	エネルギー	たんぱく質	炭水化物	食塩相当量
牛肉	バラ/脂身つき（生）	50g	472kcal	11g	0.1g	0.1g
	もも/脂身つき（生）	18.7g	235kcal	19.2g	0.5g	0.1g
	ヒレ　赤肉（生）	15g	207kcal	19.1g	0.3g	0.1g
豚肉	バラ/脂身つき（生）	40.1g	398kcal	13.4g	0g	0.1g
	ロース/脂身つき（生）	22.6g	275kcal	18.3g	0.2g	0.1g
	ヒレ　赤肉（生）	1.7g	105kcal	22.7g	0.1g	0.1g
鶏肉	もも/皮つき（生）	14.2g	190kcal	16.6g	0g	0.2g
	むね/皮つき（生）	5.9g	133kcal	21.3g	0.1g	0.1g
	ささみ（生）	0.8g	98kcal	23.9g	0.1g	0.1g

※文部科学省／日本食品標準成分表2020年版（八訂）より

脂質を抑えておいしく食べるには

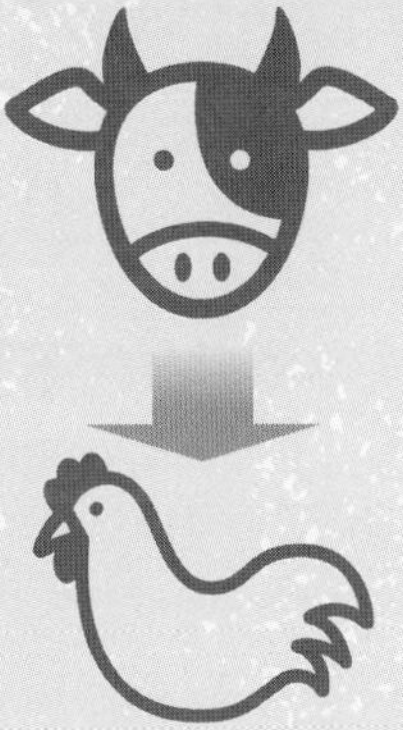

脂質の少ない種類、部位をチョイス

そもそも脂身の少ない肉であれば、脂質の摂り過ぎをそれほど気にする必要もない。上記の表を参考に脂質の少ない種類や部位を選んで食べるようにしよう。

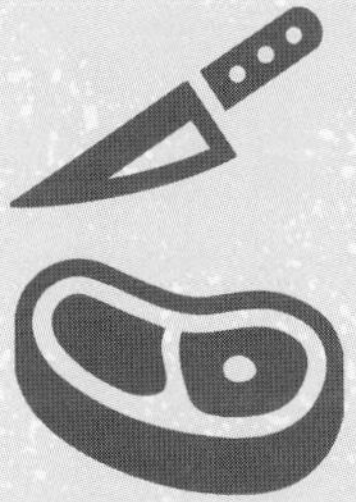

余分な脂身は調理前にカット

ステーキやとんかつなど、ガッツリ肉料理を楽しみたいときは、調理前に余分な脂身を取り除いてしまうといい。

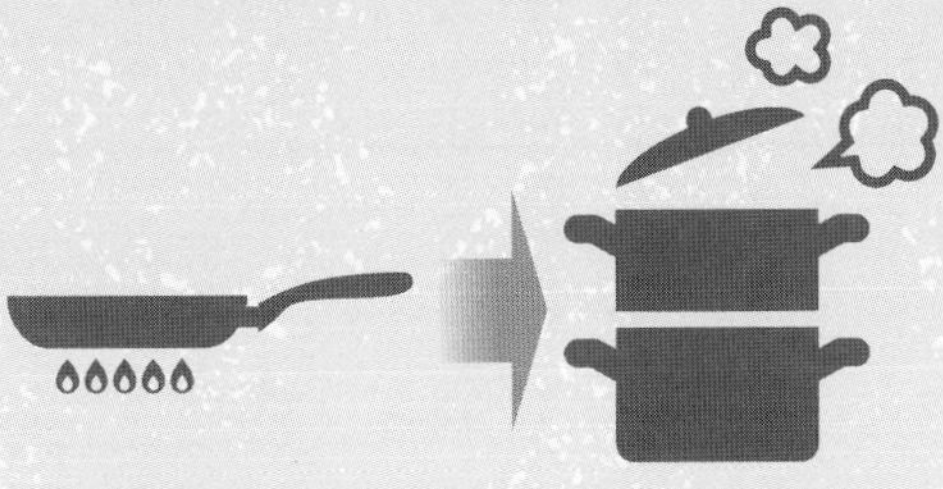

「揚げる・炒める」より「蒸す・茹でる」

揚げ物、炒め物は調理時に油を使うのでNG。脂質を減らしたいなら「茹で・蒸し料理」がいい。焼きながら油を落とす「網焼き」もおすすめ。

第2章

腎機能を高める
最強の食事法

１日３５０グラムの野菜が腎臓に効く！

○目安は生野菜を両手いっぱい

健康を維持するうえで欠かすことのできない食べ物が野菜類です。各種ビタミンやミネラルを豊富に含んでいる一方で、前述の肉類のような脂質はほとんどなし。余分な塩分を体外に排出するカリウムや、脂質の吸収を抑えて血糖値の上昇をゆるやかにしてくれる食物繊維も摂ることができる、まさにスーパーフードなのです。また、ブロッコリーやトマト、玉ねぎなどは抗酸化成分を多く含み、動脈硬化を防いで腎臓の血管を守る働きも確認されています。

このように健康にとってはいいことばかりでもはや食べない理由がみつからない野菜ですが、令和元年の「国民健康・栄養調査結果」(左表)では、なんと**国民のすべての世代で1日に必要とされる摂取量３５０グラムを満たしていないことがわかりました。**生野菜にすると大人の両手にたっぷりひと山分にもなるそうなので、1日では食べきれないのも納得ですね。

野菜をじょうずにたくさん食べる方法としては、加熱してボリュームを減らしたり、刻んで汁物の具にするのがおすすめです。煮物や和え物、漬物などの副菜にして毎食少しずつ食べるのもいいでしょう。そのままサラダで食べてもおいしいですが、ドレッシングやマヨネーズは塩分や糖分、脂質が多く含まれています。かけ過ぎ、つけ過ぎには注意が必要です。

日本人は全世代で野菜が不足気味

●野菜類の摂取量区分ごとの人数の割合

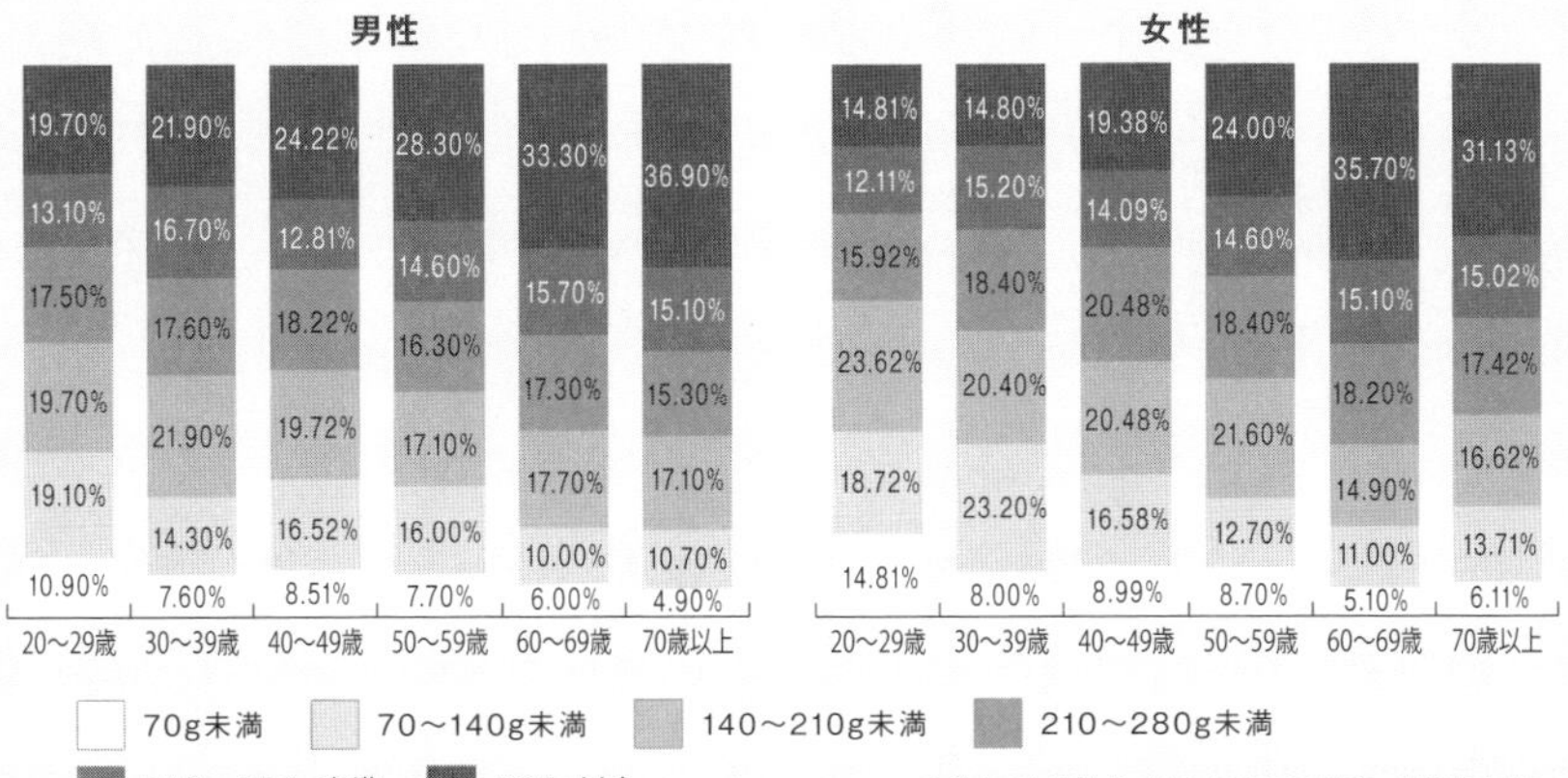

出典）厚生労働省／令和元年国民健康・栄養調査より

●野菜摂取量の平均値　（※カッコ内は緑黄色野菜の摂取量）

	20〜29歳	30〜39歳	40〜49歳	50〜59歳	60〜69歳	70歳以上
男性	233g（62.1g）	258.9g（71.6g）	253g（69.2g）	278.2g（75.8g）	304.3g（88.5g）	322.9g（98.1g）
女性	212.1g（58.8g）	223.2g（74.4g）	241.2g（70.4g）	260.7g（79.9g）	309.8g（100.8g）	300.2g（99.5g）

※厚生労働省／令和元年 国民健康・栄養調査結果の概要「野菜摂取量の状況」より

野菜をたくさん食べるには

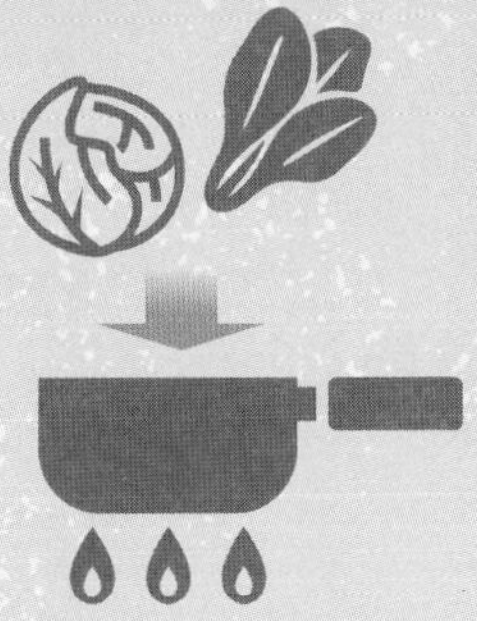

加熱して“かさ”を減らす

葉物系の野菜は加熱することでボリュームが減って食べやすくなる。

スープの具や主菜の添え物に

汁物の具やメインのおかずの添え物、煮物や漬物にしてもいい。

食物繊維が肥満と腎機能の悩みを一気に解決する

○食物繊維で腎臓の負担を軽減

厚生労働省が策定した「日本人の食事摂取基準（2020年版）」によると、食物繊維の摂取目標量は成人男性で1日21グラム以上、成人女性では18グラム以上とされています。この数字だけを見ると目標量の確保は簡単そうに思えますが、たとえばこれをレタスに換算すると毎食2玉以上、1日合計2キロ（6～7玉）は食べなければならない計算になります。食事の付け合わせに小鉢のサラダを食べるくらいではまったく話になりませんね。

　食物繊維をたっぷり摂ることで肥満を防ぎ、腎臓の負担を減らすことができますが、ただ漫然と野菜を食べているだけでは十分な量を確保することはできません。普段よく食べる野菜のほかにも海藻やきのこ、豆類、果物など食物繊維を豊富に含む食材はたくさんあります。比較的手に入りやすく身近な食材で、かつ食物繊維の豊富なものを左ページにまとめてありますので、メニューを考える際の参考にしてみてください。なお、これらの食材のうち、**海藻やきのこ類は低カロリーでヘルシー。乾燥きくらげやケール、緑茶などに多く含まれる水溶性食物繊維にはコレステロールの吸収を抑える働きがあります。**揚げ物や肉料理を食べるときにはこうした食材をプラスすることで、腎臓にやさしい食事を心がけましょう。

食物繊維が豊富な食品ランキング

●食物繊維・水溶性食物繊維を多く含むおもな食品（単位：g）

食品名	食物繊維総量	水溶性食物繊維	不溶性食物繊維
しろきくらげ（乾）	68.7	19.3	49.4
干しわらび	58	10	48
乾しいたけ（乾）	46.7	2.7	44
せん茶	46.5	3	43.5
とうがらし（乾）	46.4	5.4	41
玉露	43.9	5	38.9
抹茶	38.5	6.6	31.9
紅茶	38.1	4.4	33.7
カレー粉	36.9	6.5	30.4
かんぴょう（乾）	30.1	6.8	23.3
青汁・ケール	28	12.8	15.2
ピュアココア	23.9	5.6	18.3
ドライトマト	21.7	6.4	15.3
切干しだいこん（乾）	21.3	5.2	16.1
いんげんまめ（乾）	19.6	3.3	16.2
きな粉（黄大豆）	18.1	2.7	15.4
ブルーベリー（乾）	17.6	3	14.7
干しがき	14	1.3	12.7
ごま　いり	12.6	2.5	10.1
ごま　ねり	11.2	1.8	9.4
アーモンド（いり・無塩）	11	1.1	10
いちじく（乾）	10.7	3.4	7.3
あんず（乾）	9.8	4.3	5.5
えんばく　オートミール	9.4	3.2	6.2
おおむぎ　押麦（乾）	7.9	4.3	3.6
えだまめ（冷凍）	7.3	1.4	5.9
プルーン（乾）	7.1	3.4	3.8
バナナ（乾）	7	2	5
ゆず　果皮（生）	6.9	3.3	3.6
糸引き納豆	6.7	2.3	4.4
豆みそ	6.5	2.2	4.3
ドライマンゴー	6.4	2.8	3.6
そらまめ　おたふく豆	5.9	1.4	4.5
モロヘイヤ　茎葉（生）	5.9	1.3	4.6
ごぼう　根（生）	5.7	2.3	3.4
ライ麦パン	5.6	2	3.6
アボカド（生）	5.6	1.7	3.9
めキャベツ　結球葉（生）	5.5	1.4	4.1
ミルクココア	5.5	1.3	4.2
だいこん　根　皮なし（生）おろし	5.1	1.4	3.7
オクラ　果実（生）	5	1.4	3.6

※文部科学省／日本食品標準成分表2020年版（八訂）より
※数値は食品の可食部100gあたりの含有量

買うべき油と買ってはいけない油

○食用油は「どれも同じ」ではない

肥満気味の方や健康診断で医師からコレステロール値を指摘されたという人は、「油」の摂り方を見直してみましょう。

一般にバターやラード、乳製品などの動物性油脂は体内に溜まりやすく、コレステロールを増やす「飽和脂肪酸」が多く含まれています。

一方、**植物の実や種から作られる植物性油脂はコレステロールを減らす作用のある「不飽和脂肪酸」が多いといわれていますが、油脂であることには変わりないため、過剰に摂り過ぎれば肥満の原因に。**なかでもリノール酸を多く含む「n-6系（オメガ6系）多価不飽和脂肪酸」は、動脈硬化や心臓病の発症リスクを高めるともいわれています。普段サフラワー油やコーン油を使っている方は、この機会に油を変えるか、使用を控えたほうがいいかもしれません。

さまざまな種類がある油脂のなかでも腎臓に不安のある方におすすめなのが、**α-リノレン酸を多く含んだあまに油やえごま油です。**これらは体内で作ることができない必須脂肪酸のひとつ「n-3系（オメガ3系）多価不飽和脂肪酸」で、血中コレステロールを下げる働きがあります。右記の植物油のほかにもサバやイワシといった青魚（の魚油）に多く、血液をサラサラにして成人病予防にも効果のあるDHA、EPAも豊富に摂ることができます。

油に含まれる「脂肪酸」に注目

飽和脂肪酸	不飽和脂肪酸		
	一価不飽和脂肪酸	多価不飽和脂肪酸	
		n-6系（リノール酸）	n-3系（αリノレン酸）
ラード、乳製品など動物性脂肪に多く含まれる	オリーブ油、キャノーラ油に多く含まれる	サフラワー油、コーン油などに多く含まれる	魚油、アマニ油、えごま油などに多く含まれる
体内に溜まりやすく摂り過ぎると動脈硬化などのリスクが高まる	酸化しにくく熱にも強いが、摂り過ぎると肥満になりやすい	必須脂肪酸のひとつだが、心臓病や糖尿病などの発症リスクあり	不足しがちな必須脂肪酸。血中コレステロールを減らす効果も

●おもな油脂に含まれる脂肪酸　（単位：g）

食品名	飽和脂肪酸	一価不飽和脂肪酸	多価不飽和脂肪酸	
			n-3系	n-6系
あまに油	8.09	15.91	56.63	14.5
えごま油	7.64	16.94	58.31	12.29
オリーブ油	13.29	74.04	0.6	6.64
ごま油	15.04	37.59	0.31	40.88
米ぬか油	18.8	39.8	1.15	32.11
サフラワー油（ハイオレイック）	7.36	73.24	0.21	13.41
大豆油	14.87	22.12	6.1	49.67
サラダ油（調合油）	10.97	41.1	6.81	34.13
とうもろこし油	13.04	27.96	0.76	50.82
なたね油	7.06	60.09	7.52	18.59
パーム油	47.08	36.7	0.19	8.97
ひまわり油（ハイオレイック）	8.74	79.9	0.23	6.57
ぶどう油	10.93	17.8	0.45	63.1
綿実油	21.06	17.44	0.34	53.51
やし油	83.96	6.59	0	1.53
牛脂	41.05	45.01	0.17	3.44
たらのあぶら	16.4	44.9	22.64	2.3
ラード	39.29	43.56	0.46	9.35
無発酵バター　有塩バター	50.45	17.97	0.28	1.86
マーガリン　家庭用　有塩	23.04	39.32	1.17	11.81
ファットスプレッド	20.4	20.72	1.71	18.31
ショートニング（家庭用）	46.23	35.54	0.99	10.57

※文部科学省／日本食品標準成分表2020年版（八訂）より
※数値は食品の可食部100gあたりの含有量

腎臓に負担をかける外食メニュー

○定番メニューも油断は禁物

普段ランチは外食という人、けっこう多いと思います。忙しくて3食とも外食やコンビニ弁当なんて方もいるかもしれません。飲食店のなかにも栄養バランスや健康に配慮している店も多くあるので、一概に「外食＝悪」とはいえませんが、未だに味付けが濃く、高カロリーなメニューを提供している店も少なくありません。

左ページに掲載しているのは、外食のなかでも人気メニューの標準的な栄養成分をまとめたものです。数字だけ見てもあまりピンと来ないかもしれませんが、51ページで計算した1日の適正エネルギー量に当てはめると、この数値の意味が見えてきます。たとえば適正エネルギー量が1800キロカロリーの人がお昼にカレーライスを食べると、それだけで1日に摂るべきエネルギー量の約半分を摂取したことに。朝食は軽めに済ませたとしても、夕食はかなり節制しないとカロリー超過は避けられません。また、**厚生労働省の掲げる1日の塩分摂取量の基準は男性で7・5グラム未満**ですが、醤油ラーメンをスープまで完食すると6・7グラムにもなるため、こちらも塩分オーバーは確定です。腎臓のためには外食を減らすのが一番ですが、難しい場合は**スープや味噌汁はなるべく飲まない、大盛りはしない、塩分やカロリーをつねに意識する、以上の3点を肝に銘じておくべきでしょう。**

人気メニュー1食あたりの栄養成分の目安

麺類

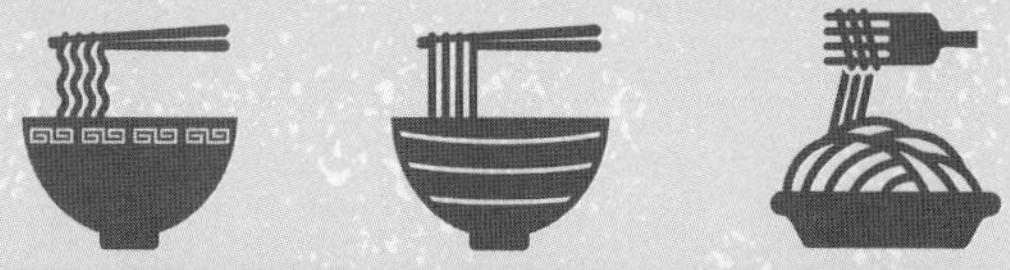

	醤油ラーメン	かけそば	カルボナーラ
エネルギー	470kcal	374kcal	779kcal
塩分	6.7g	5.9g	4.0g
たんぱく質	21.6g	16.3g	26.3g
カリウム	767.5mg	212.8mg	173.9mg
リン	357.3mg	270.1mg	342.6mg
脂質	8.64g	1.8g	39.5g
炭水化物	73.2g	72.6g	72.4g

ご飯もの

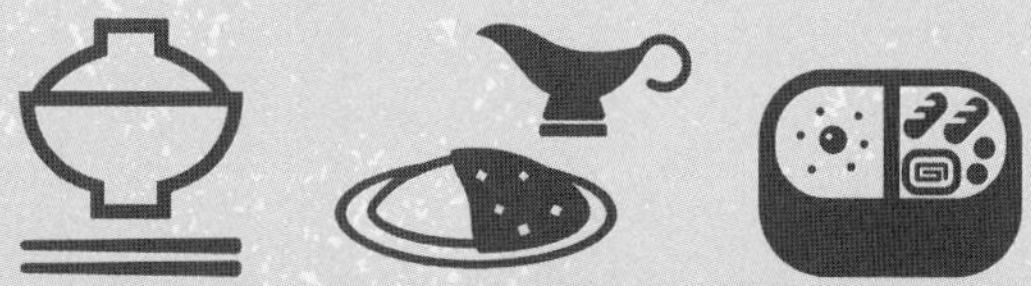

	牛丼	カレーライス	唐揚げ弁当
エネルギー	771kcal	859kcal	760kcal
塩分	2.5g	4.0g	3.1g
たんぱく質	18.0g	21.0g	24.2g
カリウム	330.2mg	777.5mg	513.6mg
リン	213.9mg	273.3mg	286.3mg
脂質	23.9g	26.5g	33.4g
炭水化物	112.7g	129.2g	84.4g

ファストフード

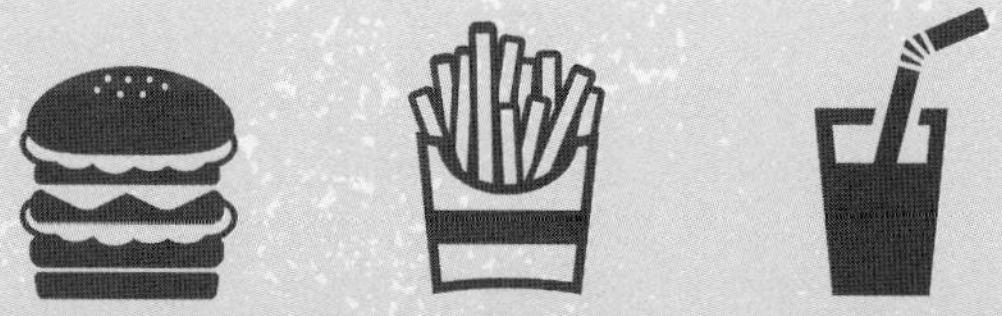

	チーズバーガー	フライドポテト(M)	コーラ(250ml)
エネルギー	474kcal	410kcal	115kcal
塩分	2.2g	0.8g	0g
たんぱく質	24.2g	3.92g	0.3g
カリウム	455.9mg	891mg	0mg
リン	316.2mg	64.8mg	27.5mg
脂質	23.0g	14.3g	0g
炭水化物	39.9g	43.7g	28.5g

食事療法はステージで内容が変化

○進行状況に合わせた食事を摂ろう

慢性腎臓病と診断された方は低下した腎機能の重症度によって、G1からG5までの6段階のステージ（左表を参照）に分類されます。このステージに応じて必要な食事療法の内容が細かく決められているのです。管理・制限が必要となるのは「エネルギー」「塩分」「たんぱく質」「カリウム」「リン」「水分」の6項目で、基本的には腎臓病のステージが進行するほど1日の摂取制限はシビアになり、重度のG5ともなると人工透析の導入が必要で、厳しい水分制限も課せられることになります。

慢性腎臓病ではないものの、医師から「予備軍」と警告された方や、比較的軽症であるステージG1～G2（G3aを含む場合もある）であれば、食事療法で腎機能が改善することも少なくありません。食事制限も塩分とたんぱく質だけなので、摂取量さえコントロールできていれば、家族と同じ食事をとることもできます。

G3（G3b以降とする場合もある）以降と診断された場合は残念ながら腎機能の回復は難しく、食事療法によって「これ以上悪化させない」ことが目標となります。これまで以上に厳しい塩分、たんぱく質の制限に加え、カリウム制限も必要です。腎臓をいたわり守っていくためにも早期に食事療法を始め、ステージの進行を食い止めることが何より重要です。

腎臓病ステージ別 1日の摂取目標と数値の目安

<table>
<tr><th rowspan="2"></th><th colspan="6">腎臓病ステージ</th></tr>
<tr><th>G1</th><th>G2</th><th>G3a</th><th>G3b</th><th>G4</th><th>G5</th></tr>
<tr><td>エネルギー</td><td colspan="6">標準体重×25〜30kcal</td></tr>
<tr><td rowspan="2">塩分</td><td colspan="2">男性7.5g、
女性6.5g未満</td><td></td><td></td><td colspan="2">3g以上、5g未満
に制限（※1）</td></tr>
<tr><td colspan="6">3g以上、6g未満に制限（※2）</td></tr>
<tr><td>たんぱく質</td><td colspan="2">標準体重×1.3g</td><td>標準体重
×0.8〜
1.0gに
制限</td><td colspan="3">標準体重×0.6〜0.8gに制限</td></tr>
<tr><td>カリウム</td><td></td><td></td><td>2000
mg
以下に
制限
（※3）</td><td colspan="3">1500mg以下に制限（※3）</td></tr>
<tr><td rowspan="2">リン</td><td colspan="6">正常範囲を保つ</td></tr>
<tr><td></td><td></td><td></td><td></td><td></td><td>要制限
（※4）</td></tr>
<tr><td>水分</td><td></td><td></td><td></td><td></td><td></td><td>要制限
（※5）</td></tr>
</table>

（※1）強いむくみがある場合、（※2）高血圧、むくみがある場合、（※3）高カリウム血症がある場合、（※4）高リン血症がある場合、（※5）人工透析導入後

※日本腎臓学会「慢性腎臓病に対する食事療法基準 2014 年版」より

腎臓をいたわるなら塩分は1日6グラムまで

○日本人の多くは塩分過多

日本は古くから豊かな食文化を有する国で、日本人の伝統的な食事である「和食」は国際連合教育科学文化機関（ユネスコ）において無形文化遺産にも登録されているほどです。世界的にも健康的なイメージで見られることの多い日本食ですが、こと「塩分」に関しては必ずしもそうとはいえないようです。

世界保健機関（ＷＨＯ）の推奨する成人の塩分摂取量の目安は1日5グラム。日本の厚生労働省は成人男性で1日7・5グラムとしていますが、令和元年の調査では男性で平均10・9グラム、女性は9・3グラムとどちらも大幅に上回っています。過去10年分のデータを遡ってみると、わずかながら減少傾向はみられますが、それでも世界的にはトップクラスの摂取量です。

最近は塩分に配慮した調味料や食品が増え、減塩がより身近になったことで、普段の食事でも塩分を気遣う人は増えてきています。それでも塩分摂取量に大きな変化がないのは、気づかないうちに塩分を摂っている人が多いせいかもしれません。左ページに掲載した「塩分チェックシート」では、普段の食事の傾向から塩分の摂取状況を確認することができます。**チェックした項目と合計点で、あなたの食習慣の問題点や減塩のために注意すべきポイントなど、新たな気付きがあるはずです。**

塩分チェックシート

		3点	2点	1点	0点
食べる頻度	味噌汁、スープなど	1日2杯以上	1日1杯くらい	週に2〜3回	あまり食べない
食べる頻度	漬物、梅干しなど	1日2回以上	1日1回くらい	週に2〜3回	あまり食べない
食べる頻度	ちくわ、かまぼこなどの練り製品		よく食べる	週に2〜3回	あまり食べない
食べる頻度	アジの開き、みりん干し、塩鮭など		よく食べる	週に2〜3回	あまり食べない
食べる頻度	ハム、ソーセージなど		よく食べる	週に2〜3回	あまり食べない
食べる頻度	うどん、ラーメンなどの麺類	ほぼ毎日	週に2〜3回	週1回以下	食べない
食べる頻度	せんべい、おかき、ポテトチップスなど		よく食べる	週に2〜3回	あまり食べない
醤油やソースをかける頻度は？		ほぼ毎食	1日1回くらい	ときどき	ほぼ使わない
うどん、ラーメンなどの汁を飲みますか？		すべて飲む	半分飲む	少し飲む	ほぼ飲まない
昼食で外食やコンビニ弁当を利用しますか？		ほぼ毎日	週3回くらい	週1回くらい	利用しない
夕食で外食やお惣菜などを利用しますか？		ほぼ毎日	週3回くらい	週1回くらい	利用しない
家庭の味付けは外食と比べていかがですか？		濃い	同じ		薄い
食事の量は多いと思いますか？		多め		普通	少なめ

○をつけた個数	個	個	個	個
小計	点	点	点	0点
合計点	点			

合計点	評価
0〜8	食塩はあまりとっていないと考えられます。引き続き減塩をしましょう
9〜13	食塩摂取量は平均的と考えられます。減塩に向けてもう少し頑張りましょう
14〜19	食塩摂取量は多めと考えられます。食生活のなかで減塩の工夫が必要です
20以上	食塩摂取量はかなり多いと考えられます。基本的な食生活の見直しが必要です

※製鉄八幡記念病院「あなたの塩分チェックシート」より

意外と知らない調味料の塩分量

○味付けの濃い人は要注意！

減塩で大事なのは「食塩」の摂取量だけではありません。味が濃い（＝塩気が強い）と感じる食品全般が対象なのです。なかでもとくに注意したいのが、普段なにげなく使ってしまいがちな調味料。味噌や醤油は味が濃く、量が多いとしょっぱくなるため、意識して量の加減がしやすいですが、それほど塩気を感じないケチャップやマヨネーズ、練りからしなどにも塩分は含まれているのです。

左ページに掲載したのは、おもな調味料に含まれる塩分量です。数値だけ見ると少なそうに見えますが、これらはあくまで小さじ1杯分の含有量。たとえば、だし入り味噌で味噌汁1杯（大さじ1杯相当）を作ると塩分量は2・1グラムとなり、これだけで1日の塩分摂取目標の約20％に相当します。このほかに主菜の調理に塩や醤油を使ったり、サラダにドレッシングをかけたりすれば、気づかないうちに塩分過多に陥ってしまうのも仕方ありません。

隠れ塩分を少しでも減らしたいなら、調味料はなるべく減塩のものを選び、**調理時は目分量ではなく、必ず計量スプーンを使って正確な量を測るようにしましょう**。また、醤油やソースなどの調味料を食卓に出す場合は、1プッシュで一定量が出る容器に詰め替えることで、うっかりかけすぎを防ぐことができます。

よく使う調味料の塩分量

●小さじ1杯（6g換算）あたりの塩分量

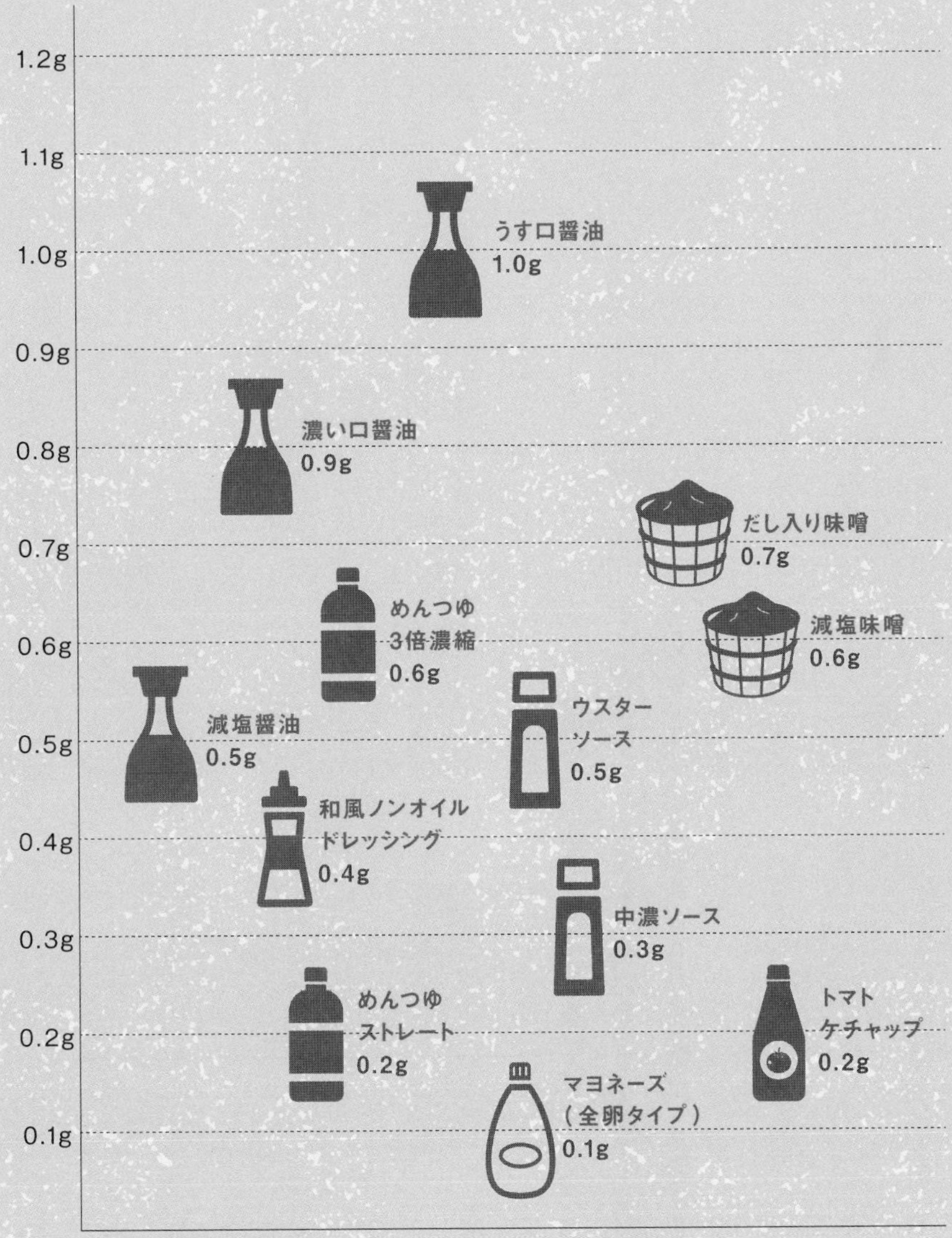

※文部科学省／日本食品標準成分表2020年版（八訂）ほか

知らず知らずに摂っている「隠れ塩分」に要注意

○よく食べる食品の塩分にも注目

前ページでは、調味料に含まれている塩分についてご紹介しましたが、**私たちが日頃よく食べている生鮮食品や加工品などにも塩分はこっそり隠れていて、気づかないうちに食べてしまっているのです。**

左のページは、身近な食品のなかでも塩分の含有量が高めなものをピックアップしたリストです。数値は可食部100グラムに含まれる塩分量なので、食品によっては一度にそれほど量を食べないもの（漬物、バターなど）も載っていますが、どれも日本人には馴染みの深いものばかり。私たちの食卓にどれほど多くの「隠れ塩分」が潜んでいるかがわかると思います。

こうした食品のなかでも、とくに注意したいのが主菜、副菜として食卓に上がる頻度の高い肉類や魚類です。食品自体に含まれる塩分量に加え、調理後に追加で醤油などをかける人も多く、塩分過多を招く大きな原因のひとつといえます。**ほかにも魚肉を使った練り製品、うどんやそうめんなどの乾麺、食材を炒めて和えるだけのレトルト調味料なども塩分の高いものが多く注意が必要です。**これらの食品は食べても1日1品程度とし、購入時には栄養成分表示で「食塩相当量（53ページ参照）」を見比べ、より塩分の少ないものを選ぶようにすることで「隠れ塩分」を減らすことができます。

「隠れ塩分」に注意したいおもな食品（単位：g）

種別	食品名	塩分
肉類	コンビーフ（缶詰）	1.8
	ビーフジャーキー	4.8
	ボンレスハム	2.8
	ロースハム	2.3
	生ハム長期熟成	5.6
	ショルダーベーコン	2.4
	ウインナーソーセージ	1.9
	焼き豚	2.4
	鶏モモ唐揚げ皮付き	2.5
	焼き鳥（缶詰）	2.2
	チキンナゲット	1.6
	つくね	1.8
魚類	マアジ開き干し（生）	1.7
	うるめイワシ（丸干し）	5.8
	マイワシ（丸干し）	3.8
	釜揚げしらす	2.1
	マイワシ（みりん干し）	1.7
	塩サバ	1.8
	サバ（開き干し）	1.7
	サンマ（みりん干し）	3.6
	サンマ蒲焼（缶詰）	1.5
	たらこ（生）	4.6
	辛子明太子	5.6
	塩だら	2
	ほっけ（開き干し）	1.8
	アサリ（生）	2.2
	アサリ佃煮	7.4
	アワビ（干し）	7.4
	ハマグリ（生）	2
	ハマグリ佃煮	7.1
	桜エビ（茹で）	2.1
	桜エビ（素干し）	3
	干しエビ	3.8
	ズワイガニ水煮（缶詰）	1.7
	タラバガニ水煮（缶詰）	1.5
	するめ（加工品）	2.3
	さきイカ	6.9
	イカ塩辛	6.9
穀類	お好み焼き粉	3.7
	から揚げ粉	9.7
	フランスパン	1.6

種別	食品名	塩分
穀類	クロワッサン	1.4
	ナン	1.3
	うどん（乾麺）	4.3
	手延そうめん（乾麺）	5.8
	そば（乾麺）	2.2
	コーンフレーク	2.1
野菜加工品	カブぬか漬（根・皮なし）	6.9
	キュウリぬか漬	5.3
	ザーサイ漬物	13.7
	しょうが甘酢漬	2
	大根ぬか漬	3.8
	大根たくあん漬（干し大根漬）	2.5
	ナスぬか漬	2.5
	白菜塩漬	2.1
	白菜キムチ	2.9
	らっきょう甘酢漬	1.9
	梅干し塩漬	18.2
水産加工品	カニ風味かまぼこ	2.2
	蒸しかまぼこ	2.5
	焼き竹輪	2.1
	はんぺん	1.5
	さつま揚げ	1.9
	魚肉ソーセージ	2.1
	あおさ（素干し）	9.9
	あおのり（素干し）	8.1
	刻み昆布	10.9
	塩昆布	18
	乾燥わかめ（素干し）	16.8
	カットわかめ（乾燥）	23.5
乳製品	カマンベールチーズ	2
	ゴーダチーズ	2
	チェダーチーズ	2
	パルメザンチーズ	3.8
	プロセスチーズ	2.8
その他	あられ	1.7
	醤油せんべい	1.3
	有塩バター（無発酵）	1.9
	有塩マーガリン（家庭用）	1.3
	昆布茶	51.3

※文部科学省／日本食品標準成分表2020年版（八訂）より
※数値は食品の可食部100gあたりの含有量

あらゆる料理が美味しくなる魔法の『精進だし』の作り方

○高血圧対策の味方「自家製だし」

非常に多くの食品に含まれている「隠れ塩分」ですが、市販されている「だし」も例外ではありません。これらは鰹や昆布など素材のエキスや風味だけを抽出したものと思いがちですが、実際は小さじ1杯あたり1グラム前後の塩分が含まれています。コンソメや中華スープの素も同様。**本格的に減塩を目指すなら「だし」は自家製の「精進だし」をおすすめします。**

「精進だし」とは、植物系の素材だけで作った天然だしのこと。醤油や塩を加えずに素材の持つ風味だけを抽出するので、塩分やカリウムを気にせず、慢性腎臓病の方も安心して使うことができます。左ページで紹介しているレシピは干し椎茸、昆布、煎り大豆、かんぴょうと4種類の材料を使用しており、奥深い味わいが特長。薄めの味付けにしてもまったく気にならないほど香味が豊かなので、煮物や汁物など基本のだしとして常備しておくと便利です。昆布を加えず、**そのぶん大豆とかんぴょうを増量すれば、さらに減塩することもできます。**

このように香味を増すことで薄味をフォローする食べ方は、主菜や副菜にも応用が可能です。たとえば大葉やネギといった香味野菜をトッピングして後づけの醤油やソースを半分にしたり、レモン汁や唐辛子で薄味の物足りなさを補ったりするのもおすすめの食べ方です。

「精進だし」を作ってみよう

調味料をいっさい使わない自家製の精進だしは高血圧対策の強い味方。風味がよいので薄味でもまったく気にならず、カリウムも控えめなので慢性腎臓病で食事制限のある方でも安心して食事を楽しむことができる。

●材料(一例)

大豆(乾燥) …………30g
干し椎茸………………1個
昆布(干し) ……10×5cm
かんぴょう(干し) …15cm
水………………2リットル

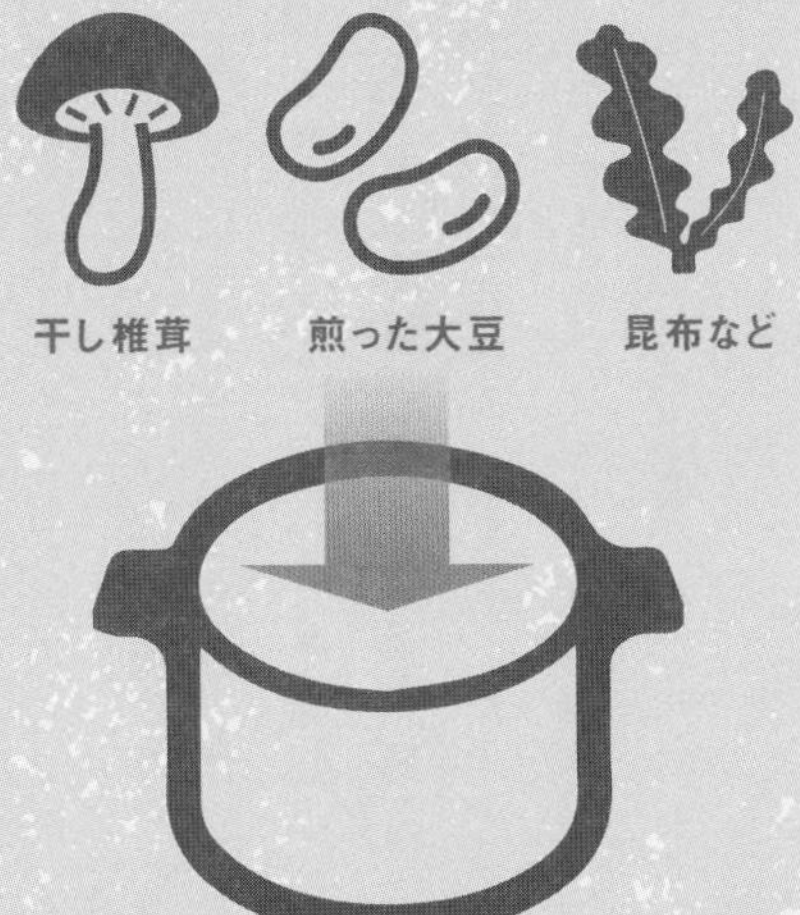

●作り方

①フライパンに大豆を入れて火にかけ、軽く色がつくまで乾煎りする。

②すべての材料を鍋に入れ、一晩置く。

③鍋を強火にかけ、沸騰したら火を弱めて、アクを取りながら5分煮る。

④冷めたら漉し器で出汁がらを取って完成。

香味野菜や香辛料でひと工夫

使い慣れた調味料に代えて、ショウガや大葉などの香味野菜、コショウや唐辛子、カレー粉といった香辛料を加えて風味をアレンジすることで薄味の物足りなさを補うことができる。いろいろな組み合わせを試してみよう。

第2章

腎機能を高める
最強の食事法

たんぱく質の調整で腎臓の負担をコントロール

○適切なたんぱく質量を知ろう

生きていくうえでは欠かせない三大栄養素のひとつ「たんぱく質」ですが、体内でエネルギーに変わる過程で尿素やクレアチニンなどの老廃物を生み出します。これらの老廃物をろ過して体外へ排出するのが腎臓の役割です。つまり、**腎臓病の人がたんぱく質を摂り過ぎると腎臓に大きな負担をかけることになり、その結果、腎機能が低下すれば腎臓の負担がさらに増えて老廃物の処理が困難になってしまうのです。**

日本腎臓学会の「慢性腎臓病に対する食事療法基準2014」では、たんぱく質の摂取目標は腎臓病のステージによって異なり、G1～2では標準体重1キロあたり1・3グラム未満、G3aでは0・8～1・0グラム、G3b以降は0・6～0・8グラム（※）とされています。左ページの主要な食品のたんぱく質量を見ると、1日の摂取目標以下に抑えるのは意外に難しそうだということがわかると思います。**ご飯一膳だけなら3・8グラムで済みますが、これを毎日3食。しかもおかずといっしょに食べるわけですから侮ることはできません。**すでに腎臓病が進行している人なら尚更です。

普段よく食べている食品に何がどれだけ含まれているのか、それを知ることが腎臓病対策の第一歩。気になる方は数日分の食事を記録して、たんぱく質量をチェックしてみましょう。

（※）サルコペニア（筋肉減弱症）を合併した場合は、腎臓病ステージG1～2では標準体重1キロあたり1.5グラム、G3aは1.0グラム、G3b以降は0.8グラムがたんぱく質の摂取目標となる。

普段よく食べるもののたんぱく質量は？

ご飯
（茶碗1杯150g）
3.8g

食パン
（6枚切り1枚）
5.3g

そば
（1人前120g）
5.8g

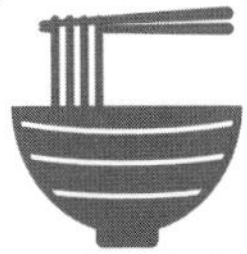

うどん
（1人前180g）
4.7g

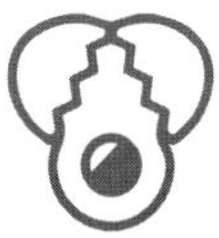

卵
（1個60g）
7.3g

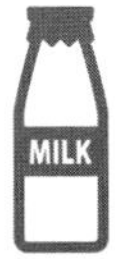

牛乳
（200ml）
6.6g

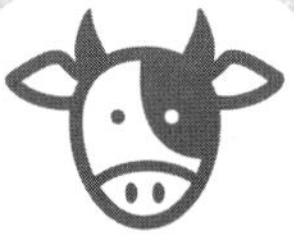

牛もも生肉
（脂身つき100g）
19.2g

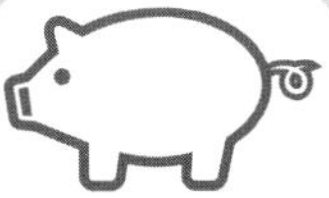

豚もも生肉
（脂身つき100g）
19.5g

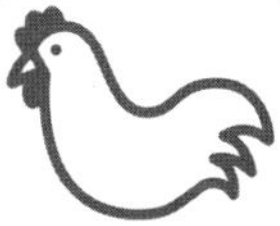

鶏もも生肉
（皮つき100g）
16.6g

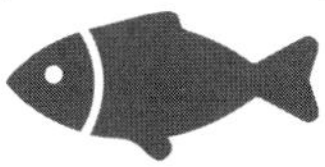

アジ開き
（1枚80g）
16.2g

紅鮭切身
（1切れ80g）
18.0g

生サンマ
（1尾140g）
25.3g

※文部科学省／日本食品標準成分表2020年版（八訂）より

たんぱく質が高めなら量で調整

たんぱく質が高めの食材は、食べる量で調整。84ページの「おもな食品の標準成分一覧」も役立ててほしい。

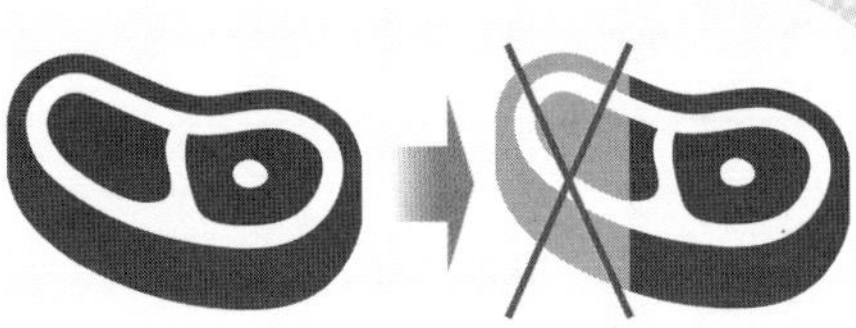

メニューの幅を広げる「たんぱく質調整食品」

○食事を豊かに楽しくする代替食品

　前ページでは、普段よく食べる食品にどれくらいたんぱく質が含まれているのかをご紹介しました。腎臓病の人がたんぱく質の摂取量を減らすのであれば、高たんぱくな肉や魚、大豆などを食べないのが手っ取り早いですが、それでは必要な栄養成分やエネルギーを確保することはできません。食べたいものを食べられないのは大きなストレスにもなります。そんな問題を解決してくれるアイデアとして、最近注目されているのが「たんぱく質調整食品」です。

　この「たんぱく質調整食品」は、食品に含まれるたんぱく質量を調整した治療用特殊食品のこと。一般的な食品に比べ、たんぱく質の含有量が非常に少なく、日頃よく食べるご飯やパン、麺類などバリエーションも豊富なため、食事の自由度が大幅に広がります。

　たとえば、朝・昼・晩と一膳ずつご飯を食べると、それだけでたんぱく質の摂取量は11グラムを軽く超えてしまいます。しかし、たんぱく質調整米を使ったご飯なら、3食合計してもたんぱく質量は0・5グラム以下。食事の質を落とすことなく、たんぱく質だけを大きく減らすことができるのです。**なお、たんぱく質調整食品を食事に取り入れる場合は、腎臓の専門医や管理栄養士による指導が必要です。**気になる方は一度相談してみるといいでしょう。

たんぱく質調整食品で食事を豊かに

<ご飯（150g）をたんぱく質調整米に替えると>

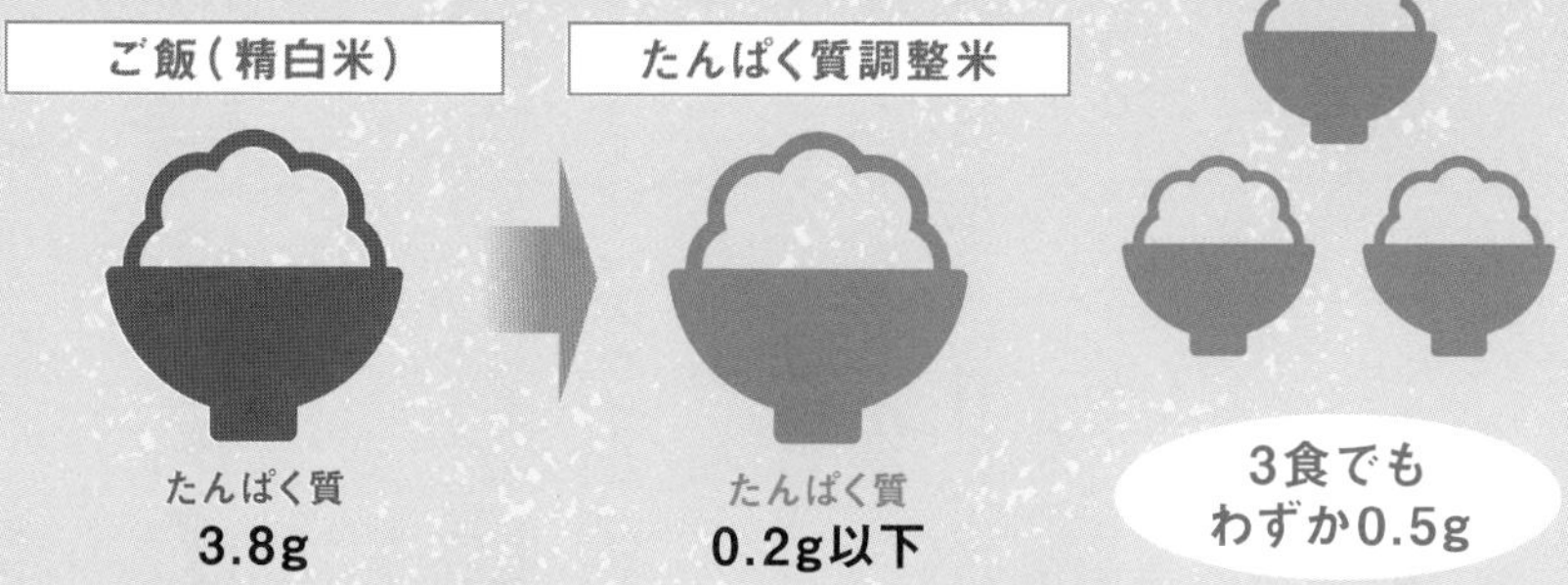

メリット1
ご飯の量を減らさずにたんぱく質を減らせる
たんぱく質調整米は普通のお米からたんぱく質だけを除去したものなので、たんぱく質以外の栄養素はしっかり摂ることができる。

メリット2
ご飯で節約した分、おかずを豪華に
主食でたんぱく質の量を減らしているので、おかずは普通に食べることができる。摂取量を守って、質のよいたんぱく質を補給しよう。

メリット3
質、量を落とすことなく食事を楽しめる
味、量、見た目のいずれも通常の食事とほぼ変わりがないため、食事の楽しさを損なうことなく、満足度も高い。

ご飯以外のたんぱく質調整食品も
ご飯の他にも食パンやそば、うどん、切り餅などのたんぱく質調整食品も市販されている。冷凍食品のたんぱく質調整弁当は栄養バランスもとれているので、初めての方におすすめ。

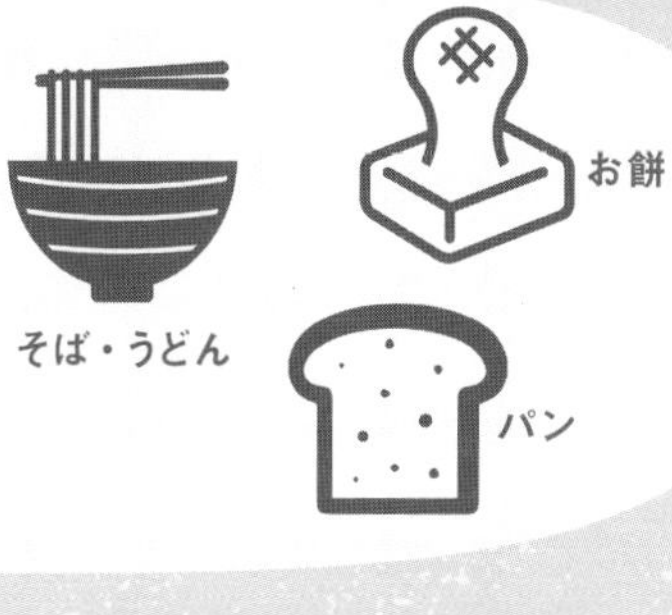

カリウムを含む食品は腎臓病のステージに合わせて調整

○カリウム減は料理法をひと工夫

カリウムは人体に欠かせないミネラルの一種です。余分なナトリウム（塩分）の排出を助けて血圧を調整したり、細胞の浸透圧維持や神経伝達機能のサポートをしたりと、さまざまな役割で体内環境の正常化に貢献しています。

そんな働き者のカリウムですが、慢性腎臓病により腎機能が低下すると、不要なカリウムの排出が追いつかなくなり、血液中のカリウム濃度が上昇する「高カリウム血症」を招くことがあります。発症すると吐き気や手足のしびれ、不整脈などの症状がみられ、重篤な場合は心不全を引き起こすこともあるため油断は禁物。とくに慢性腎臓病でステージＧ３ｂ以降と診断された方は、日々の食事でカリウムを摂り過ぎないよう制限が不可欠となります。

カリウムが豊富な食材として、ほうれん草やカボチャなどの野菜類のほか、果物やイモ類も挙げられます。また、カリウムとたんぱく質は相関関係にあり、肉や魚にも高カリウムな食材は意外と多いため摂取量には注意が必要です。

カリウムを効果的に減らすアイデアとしては、左ページに掲載している「水にさらす」「茹でる」がおすすめ。このひと手間でカリウムを40%以上減らすことができます。あらかじめ一口大にカットして大きな断面を作り、カリウムを流出しやすくするとさらに効果的です。

カリウムと腎臓の関係

正常な腎臓

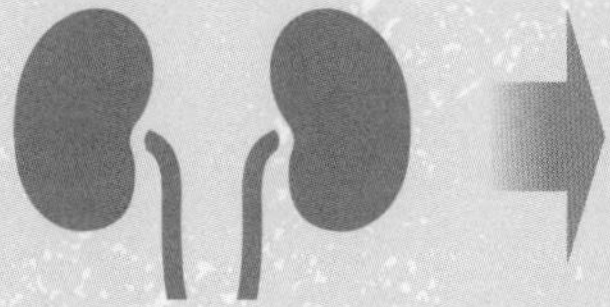

カリウムを排出

血圧を安定

体内環境を整える役割を持つカリウム。余剰分は腎臓によって体外へ排出される。

機能が低下した腎臓

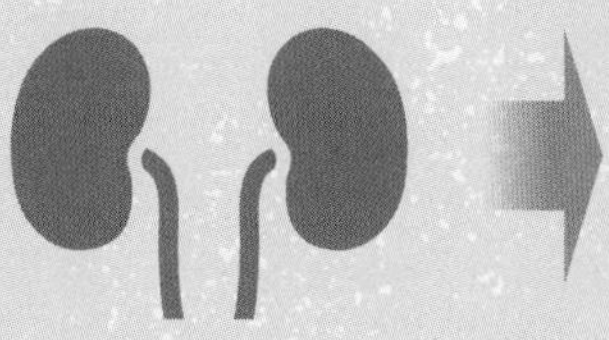

カリウムの排出機能が低下

↓

高カリウム血症

余分なカリウムを排出できなくなると血中のカリウム濃度が上昇。不整脈などをもたらす原因となる高カリウム血症に。

調理のしかたでカリウムは減らせる

①水にさらす

生野菜やスライスした玉ねぎなどは5分ほど水にさらすことで、カリウムを大幅に減らすことができる。

②茹でる
（茹でこぼす）

茹でることでカリウムが減る野菜もある。ほうれん草や小松菜、ブロッコリーなどは茹でて食べるのがおすすめだ。

③しぼる

茹でたりさらしたりした野菜は、しっかり水気を絞ることでさらにカリウムが減る。

おもな食品の標準成分一覧

日常よく口にする食品の栄養成分一覧です。小数点第1位以下の数字は四捨五入してあります。

【魚】

食品名	塩分（g）	たんぱく質（g）	カリウム（mg）	リン（mg）	脂質（g）	炭水化物（g）	カロリー（kcal）
サバ（切り身80g）	0.2	16.5	264	176	13.4	0.2	198
タラ（切り身120g）	0.3	17.6	350	230	0.2	0.1	77
サケ（切り身120g）	0.2	26.8	420	288	4.9	0.1	160
塩サケ 甘口（切り身100g）	2.8	17.9	256	216	8.9	0.1	159
アジ（1尾160g/正味72g）	0.2	14.2	259	166	3.2	0.1	91
イサキ（1尾260g/正味143g）	0.6	24.6	429	315	8.2	0.1	182
イワシ（1尾120g/正味48g）	0.1	9.2	130	110	4.4	0.1	81
カレイ（1尾200g／正味100g）	0.3	19.6	330	200	1.3	0.1	95
サンマ（1尾150g/正味98g）	0.3	17.2	186	167	23.1	0.1	291
シシャモ生干し（1尾15g）	0.2	2.3	30	54	1.7	0.1	27
アジ干物（1枚130g/正味85g）	1.4	17.2	264	187	7.5	0.1	143
塩サバ（半身140g）	2.6	36.7	420	280	26.7	0.1	407
アジ刺し身（60g）	0.2	11.8	216	138	2.7	0.1	76
甘エビ刺身（5尾25g/正味23g）	0.2	4.6	71	55	0.1	－	20
イカ刺身（40g）	0.2	7.2	120	100	0.3	－	33
カンパチ刺身（60g）	0.1	12.6	294	162	2.5	0.1	77
養殖タイ刺身（40g）	0	8.5	196	104	2.4	0.1	58
ハマチ刺身（60g）	0.1	12.4	204	126	10.3	0.2	151
ホタテ貝柱刺身（45g）	0.1	7.6	171	104	0.1	1.6	40
マグロ刺身（赤身60g）	0.1	15.8	228	162	0.8	0.1	75
マグロ刺身（トロ60g）	0.1	12.1	138	108	16.5	0.1	206
バナメイエビ（無頭1尾15g/正味12g）	－	2.4	32	26	0.1	0.1	11

スルメイカ(1杯200g/正味140g)	0.7	25.1	420	350	1.1	0.1	116
ゆでダコ(120g)	0.7	26	288	144	0.8	0.1	119
ツナ缶詰 油漬け(40g)	0.3	7.1	92	64	8.7	–	107
サバ缶詰 水煮(50g)	0.4	10.5	130	95	5.4	0.1	95
シラス干し(10g)	0.4	2.3	21	47	0.2	–	11
ちりめんじゃこ(10g)	0.7	4.1	49	86	0.4	0.1	21
イクラ(大さじ1杯18g)	0.4	5.9	38	95	2.8	–	49
タラコ(50g)	2.3	12	150	195	2.4	0.2	70
明太子(60g)	3.4	12.6	108	174	2	1.8	76

【肉】

※肉類はとくに記述がない限り、脂身が付いた状態です

食品名	塩分(g)	たんぱく質(g)	カリウム(mg)	リン(mg)	脂質(g)	炭水化物(g)	カロリー(kcal)
牛肩ロース薄切り(60g)	0.1	9.7	156	84	15.8	0.1	191
牛サーロインステーキ用(150g)	0.2	24.8	405	225	41.9	0.6	501
牛バラ切り落とし(10g)	–	1.3	19	11	3.9	–	43
牛ランプステーキ用(130g)	0.2	26.7	442	247	12.9	0.5	234
豚バラ薄切り(20g)	–	2.9	48	26	7.1	–	79
豚ロース薄切り(30g)	–	5.8	93	54	5.8	0.1	79
豚ロース厚切り(150g)	0.2	29	465	270	28.8	0.3	395
豚肩ロースブロック(25g)	–	4.3	75	40	4.8	–	63
鶏手羽元(1本50g/正味35g)	0.1	6.4	81	53	4.5	0	69
鶏ムネ皮付き(1枚230g)	0.2	49	782	460	13.6	0.2	334
鶏モモ皮付き(1枚210g)	0.3	34.9	609	357	29.8	0	428
鶏ササミ(1本45g)	–	10.4	189	99	0.4	0	47
合い挽き肉 豚70%牛30%(50g)	0.1	8.8	141	57	9.2	0.1	123
牛挽き肉(50g)	0.1	8.6	130	50	10.6	0.2	136
豚挽き肉(50g)	0.1	8.9	145	60	8.6	0.1	118
鶏モモ挽き肉(50g)	0.1	8.3	145	85	7.1	0	102

ベーコン薄切り(1枚18g)	0.4	2.3	38	41	7	0.1	73
ロースハム(1枚10g)	0.3	1.7	26	34	1.4	0.1	20
ウインナーソーセージ(1本25g)	0.5	3.3	45	48	7.1	0.8	80

【卵】

食品名	塩分(g)	たんぱく質(g)	カリウム(mg)	リン(mg)	脂質(g)	炭水化物(g)	カロリー(kcal)
鶏卵Lサイズ(1個67g/正味58g)	0.2	7.1	75	104	6	0.2	88
鶏卵Mサイズ(1個61g/正味53g)	0.2	6.5	69	95	5.5	0.2	80
鶏卵Mサイズ 卵黄(1個分16.4g)	–	2.7	14	93	5.5	–	63
鶏卵Mサイズ 卵白(1個分36.6g)	0.2	3.8	51	4	0	0.1	17

【緑黄色野菜】

食品名	塩分(g)	たんぱく質(g)	カリウム(mg)	リン(mg)	脂質(g)	炭水化物(g)	カロリー(kcal)
グリーンアスパラガス(1本20g/正味15g)	0	0.4	41	9	–	0.6	3
小松菜(1株40g/正味35g)	–	0.5	175	16	0.1	0.8	5
ブロッコリー(75g/正味64g)	–	2.8	230	57	0.3	3.3	21
ほうれん草(1株20g/正味18g)	0	0.4	124	8	0.1	0.6	4
水菜(55g/正味47g)	–	1	266	30	–	2.3	11
かぼちゃ(150g／正味135g)	0	2.6	608	58	0.4	27.8	123
ミニトマト(1個10g)	0	0.1	29	3	–	0.7	3
人参(75g/正味72g)	0.1	0.5	216	19	0.1	6.7	28
ピーマン(1個35g/正味30g)	0	0.3	57	7	0.1	1.5	7

【淡色野菜】

食品名	塩分(g)	たんぱく質(g)	カリウム(mg)	リン(mg)	脂質(g)	炭水化物(g)	カロリー(kcal)
キャベツ(1枚60g/正味50g)	0	0.7	100	14	0.1	2.6	12
きゅうり(1本100g)	0	1	200	36	0.1	3	14
ごぼう(1本180g/正味160g)	0.1	2.9	512	99	0.2	24.6	104
大根(200g/正味180g)	0.1	0.7	414	31	0.2	7.4	32
大豆もやし(200g/正味190g)	–	7	304	97	2.9	4.4	70

玉ねぎ（1個200g/正味190g）	0	1.9	285	63	0.2	16.7	70
なす（1本80g/正味70g）	0	0.8	154	21	0.1	3.6	15
レタス（1枚40g）	0	0.2	80	9	0	1.1	5
れんこん（70g/正味56g）	–	1.1	246	41	0.1	8.7	37

【きのこ】

食品名	塩分（g）	たんぱく質（g）	カリウム（mg）	リン（mg）	脂質（g）	炭水化物（g）	カロリー（kcal）
えのき茸（100g/正味85g）	0	2.3	289	94	0.2	6.5	19
エリンギ（1本40g/正味38g）	0	1.1	129	34	0.2	2.3	7
生しいたけ（1本19g/正味15g）	0	0.5	42	13	–	0.9	3
ぶなしめじ（100g/正味90g）	0	2.4	342	90	0.5	4.5	16
舞茸（100g/正味90g）	0	1.8	207	49	0.5	4	14

【海藻】

食品名	塩分（g）	たんぱく質（g）	カリウム（mg）	リン（mg）	脂質（g）	炭水化物（g）	カロリー（kcal）
乾燥昆布（10cm角10g）	0.7	0.8	610	20	0.1	6.2	15
カットわかめ（2g）	0.5	0.4	9	6	0.1	0.8	3
青のり（小さじ1杯2g）	0.2	0.6	50	8	0.1	0.8	3
味付けのり（5枚3.5g）	0.2	1.4	95	25	0.1	1.5	13
焼きのり（全型1枚3g）	–	1.2	72	21	0.1	1.3	6
味付けもずく（80g）	0.5	0.3	12	7	0.1	4.5	20

【芋】

食品名	塩分（g）	たんぱく質（g）	カリウム（mg）	リン（mg）	脂質（g）	炭水化物（g）	カロリー（kcal）
さつまいも（1本200g/正味180g）	0.1	2.2	864	85	0.4	57.4	241
里芋（1個50g/正味45g）	0	0.7	288	25	–	5.9	26
じゃがいも 男爵（1個150g/正味135g）	0	2.2	554	54	0.1	23.8	103
じゃがいも メークイン（1個120g/正味108g）	0	1.7	443	43	0.1	19	82
長芋（250g/正味225g）	–	5	968	61	0.7	31.3	146
大和芋（160g/正味144g）	–	6.5	850	94	0.7	32.5	156

【くだもの】

食品名	塩分(g)	たんぱく質(g)	カリウム(mg)	リン(mg)	脂質(g)	炭水化物(g)	カロリー(kcal)
いちご(1個15g)	0	0.1	26	5	0	1.3	5
みかん(1個100g/正味80g)	0	0.6	120	12	0.1	9.6	37
グレープフルーツ(1個300g/正味210g)	0	1.9	294	36	0.2	20.2	80
オレンジ(1個200g/正味120g)	0	1.2	168	29	0.1	11.8	47
桃(1個250g/正味215g)	0	1.3	387	39	0.2	21.9	86
バナナ(1本200g/正味120g)	0	1.3	432	32	0.2	27	103
柿(1個200g/正味180g)	0	0.7	306	25	0.4	28.6	108
リンゴ(1個250g/正味210g)	0	0.2	252	25	0.4	32.6	120
巨峰(100g/正味80g)	0	0.3	104	12	0.1	12.6	47
梨(1個300g/正味255g)	0	0.8	357	28	0.3	28.8	110
キウイフルーツ緑(1個80g/正味70g)	0	0.7	203	22	0.1	9.5	37
スイカ(400g/正味240g)	0	1.4	288	19	0.2	22.8	89
パイナップル(100g)	0	0.6	150	9	0.1	13.4	51

【ご飯】

食品名	塩分(g)	たんぱく質(g)	カリウム(mg)	リン(mg)	脂質(g)	炭水化物(g)	カロリー(kcal)
玄米ごはん(150g)	0	4.2	143	195	1.5	53.4	248
精白米ごはん(150g)	0	3.8	44	51	0.5	55.7	252
赤飯(150g)	0	6.5	107	51	0.9	62.9	285
雑穀入りごはん 雑穀20%(150g)	0	5.1	103	85	0.9	54	253
切り餅(1個50g)	0	2	16	11	0.3	25.4	117

【パン】

食品名	塩分(g)	たんぱく質(g)	カリウム(mg)	リン(mg)	脂質(g)	炭水化物(g)	カロリー(kcal)
食パン6枚切り(1枚60g)	0.8	5.6	58	50	2.6	28	158
フランスパン(1切れ50g)	0.8	4.7	55	36	0.7	28.8	140
ロールパン(1個30g)	0.4	3	33	29	2.7	14.6	95

クロワッサン（1個40g）	0.5	3.2	36	27	10.7	17.6	179
あんパン（1個80g）	0.6	6.3	62	59	4.2	40.2	224
カレーパン（1個105g）	1.3	6.9	137	96	19.2	33.9	337
クリームパン（1個110g）	1	11.3	132	132	12	45.5	336

【麺】

食品名	塩分（g）	たんぱく質（g）	カリウム（mg）	リン（mg）	脂質（g）	炭水化物（g）	カロリー（kcal）
生うどん ゆで（240g）	0.7	6.2	22	43	1	51.8	252
生そば ゆで（230g）	—	11	78	184	2.3	59.8	304
そうめん乾麺 ゆで（135g）	0.3	4.7	7	32	0.5	34.8	171
スパゲティ乾麺 ゆで（240g）	2.8	13	34	125	2.2	76.8	396

【大豆食品】

食品名	塩分（g）	たんぱく質（g）	カリウム（mg）	リン（mg）	脂質（g）	炭水化物（g）	カロリー（kcal）
納豆（50g）	0	8.3	330	95	5	6.1	100
絹ごし豆腐（100g）	—	4.9	150	81	3	2	56
木綿豆腐（100g）	0.1	6.6	140	110	4.2	1.6	72
がんもどき（1個100g）	0.5	15.3	80	200	17.8	1.6	228
油揚げ（1枚20g）	0	4.7	17	70	6.9	0.1	82

【調味料】

食品名	塩分（g）	たんぱく質（g）	カリウム（mg）	リン（mg）	脂質（g）	炭水化物（g）	カロリー（kcal）
食塩（小さじ1杯6g）	6	0	5	0	0	0	0
あら塩（小さじ1杯5g）	5	0	10	0	0	0	0
うす口しょうゆ（小さじ1杯6g）	1	0.3	19	8	0	0.5	3
濃い口しょうゆ（小さじ1杯6g）	0.9	0.5	23	10	0	0.6	4
米味噌 信州味噌（小さじ1杯6g）	0.7	0.8	23	10	0.4	1.3	12
米味噌 仙台味噌（小さじ1杯6g）	0.8	0.8	26	12	0.3	1.3	11
だし入り味噌（小さじ1杯6g）	0.9	0.8	22	11	0.3	1.3	12
ウスターソース（小さじ1杯6g）	0.5	0.1	11	1	0	1.6	7

中濃ソース(小さじ1杯7g)	0.4	0.1	15	1	0	2.2	9
お好みソース(小さじ1杯7g)	0.4	0.1	19	2	0	2.4	10
トマトケチャップ(小さじ1杯6g)	0.2	0.1	28	2	0	1.6	7
マヨネーズ 全卵タイプ(大さじ1杯12g)	0.2	0.2	2	4	9	0.5	84
マヨネーズ カロリーハーフ(大さじ1杯15g)	0.6	0.4	5	5	4.2	0.5	42
サウザンアイランドドレッシング(大さじ1杯15g)	0.5	0.2	11	5	6.2	1.4	62
中華風ドレッシング(大さじ1杯15g)	0.8	0.4	−	−	3	1.8	36
シーザードレッシング(大さじ1杯15g)	0.4	0.4	−	−	7.3	0.7	70
ノンオイルドレッシング 和風ごま(大さじ1杯15g)	1.1	0.5	20	8	0	2.4	12
ポン酢しょうゆ(大さじ1杯18g)	1.1	0.6	50	13	0	1.5	8
めんつゆ 3倍濃縮(大さじ1杯21g)	2.1	0.9	46	18	0	4.2	21
焼肉のタレ 中辛(大さじ1杯18g)	1.5	0.8	40	16	0.4	6	30
カレールウ(20g)	2.1	1.3	64	22	6.8	8.9	102
顆粒かつおだし(1g)	0.4	0.3	2	3	0	0.3	2
顆粒こんぶだし(1g)	0.4	0.2	40	1	0	0.4	2
固形ブイヨン 洋風(1個5.3g)	2.3	0.4	11	4	0.2	2.2	12
顆粒ブイヨン 中華風(小さじ1杯3g)	1.4	0.4	27	7	0	1.1	6
顆粒鶏ガラスープのもと(2.5g)	1.2	0.4	−	−	0.1	0.7	5
顆粒鶏ガラスープのもと(2.5g)	1.2	0.4	−	−	0.1	0.7	5

【飲料】

食品名	塩分(g)	たんぱく質(g)	カリウム(mg)	リン(mg)	脂質(g)	炭水化物(g)	カロリー(kcal)
牛乳(200ml)	0.2	6.9	315	195	8	10.1	141
低脂肪乳(200ml)	0.3	8	399	189	2.1	11.6	97
調整豆乳(200ml)	0.3	6.7	357	92	7.6	10.1	134
無調整豆乳(200ml)	−	7.6	399	103	4.2	6.5	97
コーラ(200ml)	−	0.2	0	23	0	23.9	97

ジンジャーエール（200ml）	0	0	–	–	0	18	72
炭酸飲料 無果汁（200ml）	–	0	–	–	0	11.5	92
スポーツ飲料（200ml）	0.2	0	16	–	0	9.4	38
グレープフルーツジュース 濃縮還元（200ml）	0	1.5	336	25	0.2	18.5	74
オレンジジュース 濃縮還元（200ml）	0	1.5	399	38	0.2	22.5	88
ぶどうジュース 濃縮還元（200ml）	–	0.6	50	15	0.6	25.4	99
りんごジュース 濃縮還元（200ml）	–	0.2	231	19	0.4	23.9	90
トマトジュース 食塩無添加（200ml）	–	1.5	546	38	0.2	8.4	36
トマトミックスジュース（200ml）	0.1	1.3	420	23	0	9	36
コーヒー 砂糖4g入り（150ml）	0	0.3	98	11	0	5	21
コーヒー クリーム5ml入り（155ml）	–	0.6	100	18	0.9	1.3	17
紅茶 砂糖4g入り（150ml）	0	0.2	12	3	0	4.1	17
紅茶 クリーム5ml入り（155ml）	–	0.4	15	11	0.9	0.4	12

【アルコール飲料】

食品名	塩分（g）	たんぱく質（g）	カリウム（mg）	リン（mg）	脂質（g）	炭水化物（g）	カロリー（kcal）
ビール（200ml）	–	0.6	69	30	0	6.3	81
発泡酒（200ml）	0	0.2	26	16	0	7.3	91
ビール 新ジャンル・糖質オフ（200ml）	0	0.2	–	–	0	1.7	56
ビール 新ジャンル・糖質ゼロ（200ml）	0.1	0	–	–	0	3.6	72
ノンアルコールビール（200ml）	–	0.2	18	16	0	2.4	10
赤ワイン（100ml）	0	0.2	110	13	0	1.5	73
白ワイン（100ml）	0	0.1	60	12	0	2	73
純米酒（180ml）	–	0.7	9	16	0	6.5	185
ウイスキー（30ml）	0	0	–	0	0	0	69
梅酒ロック（30ml）	0	–	12	1	0	6.4	48

【デザート】

食品名	塩分(g)	たんぱく質(g)	カリウム(mg)	リン(mg)	脂質(g)	炭水化物(g)	カロリー(kcal)
アップルパイ(100g)	0.7	4	62	31	17.5	32.7	304
シュークリーム(1個70g)	0.2	4.2	84	105	7.9	17.9	160
ショートケーキ(1個90g)	0.2	6.4	82	99	12.4	39.2	294
チョコレートケーキ(1個85g)	0.1	4.1	–	–	22.2	26.3	322
ベイクドチーズケーキ(1個105g)	0.5	8.9	90	105	22.3	24.5	334
今川焼 あんこ(1個100g)	0.1	4.5	58	53	1	48.5	221
大福(1個95g)	0.1	4.6	44	55	0.5	50.2	223
どら焼き(1個90g)	0.3	5.9	108	72	2.3	52.8	256
アイスクリーム(75ml)	0.1	1.6	76	48	3.2	9.3	72
シャーベット(75ml)	–	0.4	43	10	0.5	12.9	57
カスタードプリン(1個100g)	0.2	5.5	140	110	5	14.7	126

【菓子】

食品名	塩分(g)	たんぱく質(g)	カリウム(mg)	リン(mg)	脂質(g)	炭水化物(g)	カロリー(kcal)
クリームサンドココアクッキー(1枚11g)	0.1	0.7	22	–	2.5	7.7	55
チョコチップクッキー(1枚12g)	0.1	0.6	–	–	3.3	7.6	62
パイ(1枚8g)	–	0.5	6	3	2.8	4.5	45
アーモンドチョコレート(1粒4g)	0	0.5	22	13	1.6	1.7	23
ミルクチョコレート(1枚50g)	0.1	3.5	220	120	17.1	27.9	279
コーンスナック(20g)	0.2	1	18	14	5.4	13.1	105
ポップコーン(17g)	0.2	1.7	51	49	3.9	10.1	82
ポテトチップス 塩味(20g)	0.2	0.9	240	20	7	10.9	111
柿の種 ピーナッツ入り(30g)	0.4	4	–	–	5.2	19.5	141
堅焼きせんべい ごま(1枚17g)	0.3	1.5	–	–	0.9	13.6	69
ミックスナッツ(20g)	0.1	3.6	124	83	11.4	4	124
さきイカ(20g)	1.4	9.1	46	86	0.6	3.5	56

「腎臓病の食品早わかり　改訂版」(女子栄養大学出版部)より一部転載

第3章

腎臓を守る＆機能改善！「腎リハ」のススメ

第3章

腎臓を守る&機能改善！
「腎リハ」のススメ

腎機能は簡単な運動をするだけで改善する！

○運動で腎臓の毛細血管への負担を下げる

これまで慢性腎臓病（CKD）患者にとって運動は〝禁忌〟とされてきました。CKD患者が運動を行った場合、腎臓に大きな負担がかかり、病状が悪化すると考えられていたためです。

しかし20年ほど前から、その常識が変わり始めました。**ウォーキングなど簡単な運動を適度に行った方が、腎機能が改善されることがわかったのです**。左ページのグラフが象徴的ですが、上部はCKD患者のeGFR（推算糸球体ろ過量）を示しています。eGFRは腎臓の処理機能を数値で表したもので、運動を行ったグループは明確に改善へと向かっています。また下部の死亡率の観察調査においても、運動療法の効果は一目瞭然です。

腎臓には毛細血管が集まった糸球体が約100万個あり、その糸球体が体に必要なたんぱく質を残し、老廃物を体外に排出しています。しかし、たんぱく質の摂り過ぎ、高血糖や高血圧などが原因で糸球体への圧が高まると、体に残るべきたんぱく質まで出されてしまう。これが腎臓病の基本的な原因です。その改善の鍵は体を動かすこと。**運動は糸球体の毛細血管を広げ、圧も下がって、腎機能も正常に働きやすくなります**。本章では、こうした腎機能回復のための運動を「腎リハ」と呼び、複数紹介しているので、ぜひ取り組んでください。

運動するだけで腎機能の数値（eGFR）はこんなに改善

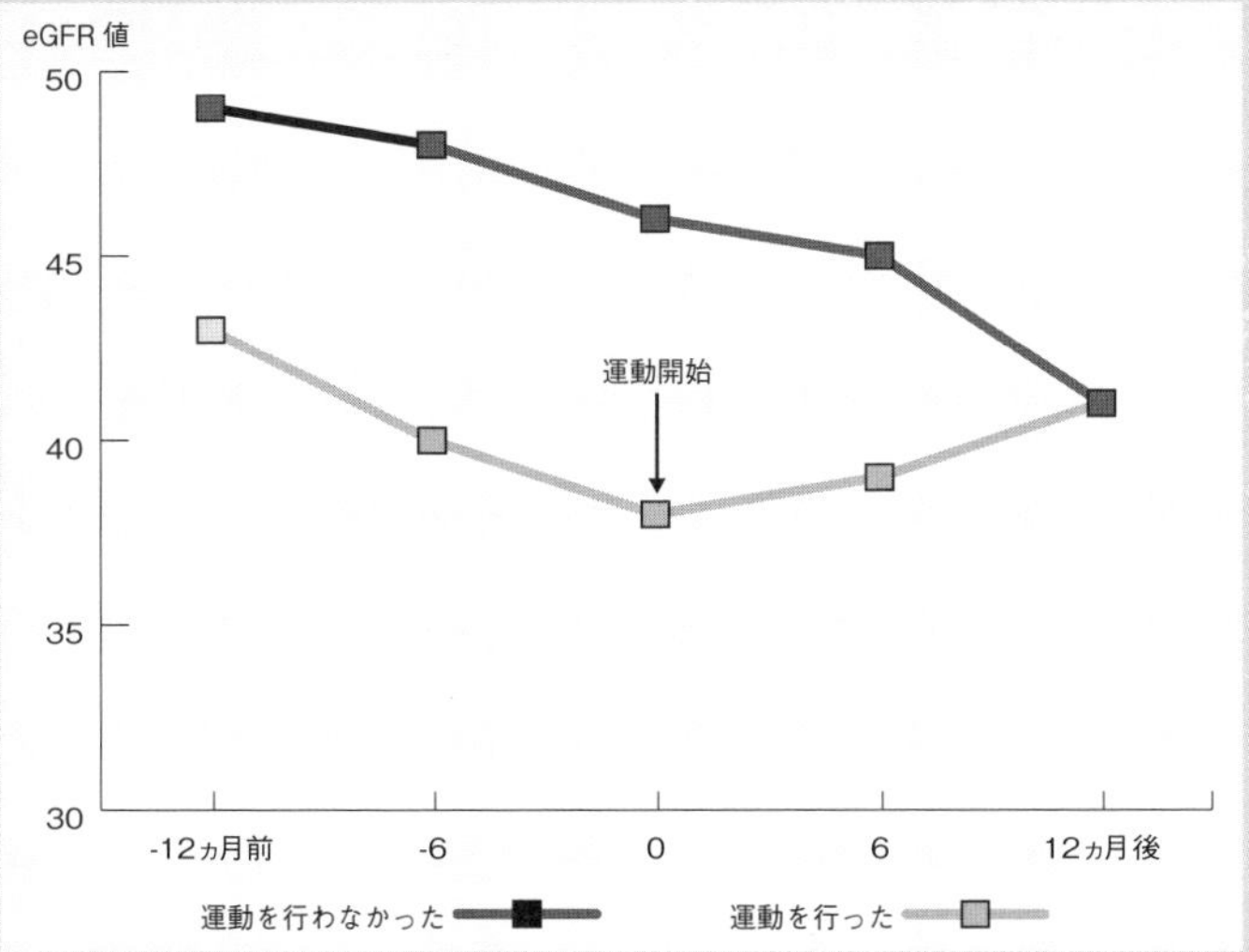

※Greenwood SA. et al. Am J Kid Dis 2015;65:425-434

慢性腎不全の患者18人を対象に実験を実施。その18人の中から無作為に抽出した8名に1年後から以下の運動を行わせた。1回40分、週に3回、12ヶ月の有酸素運動。この運動を行わせたところ、eGFRの数値に明確な改善が認められた。

運動療法を長期間続けることで死亡率はこんなに下がる

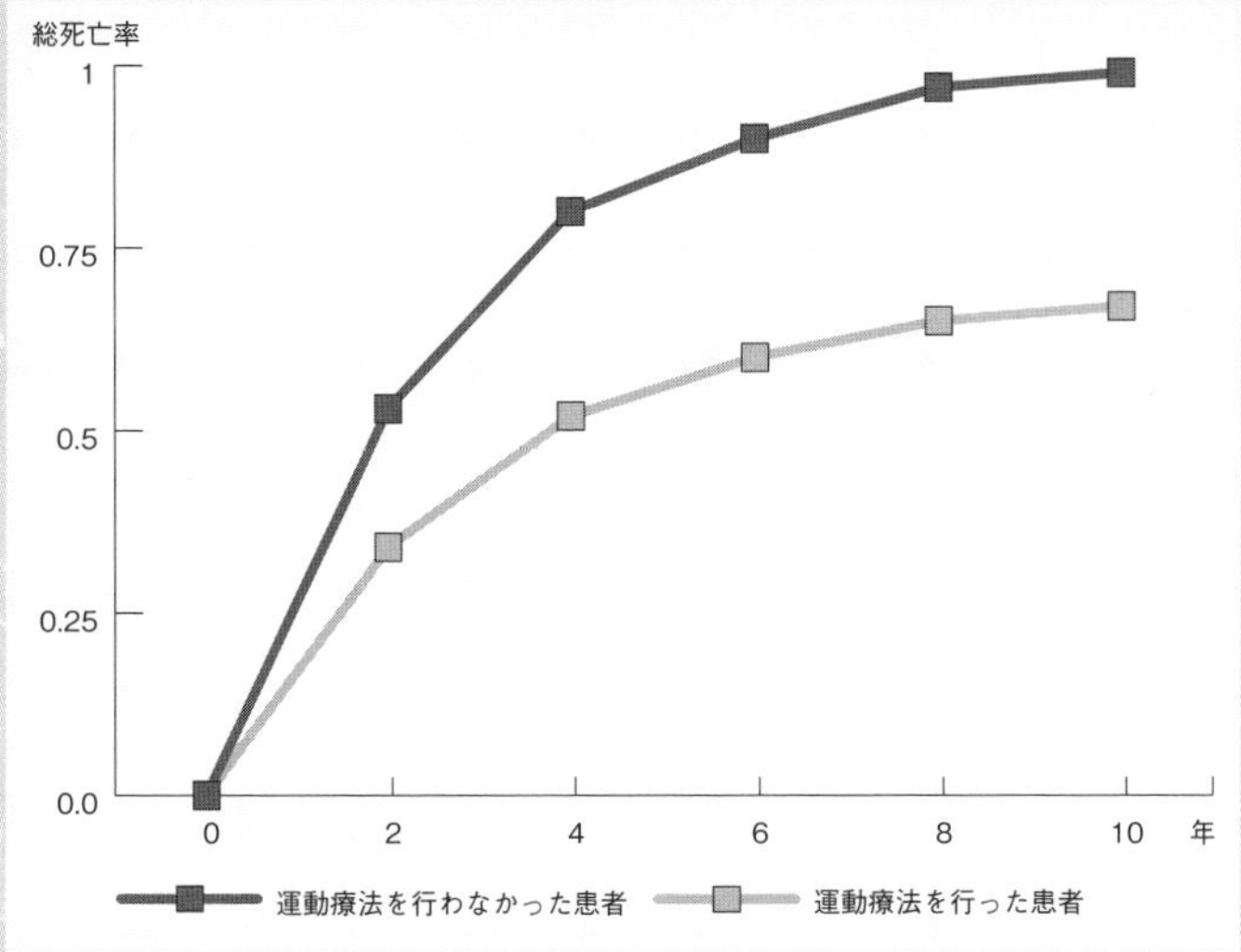

※Chen IR. et al. Clin J Am Soc Nephrol 2014;9:1183-1189

台湾で、6323名の慢性腎不全の患者を対象に行われた観察研究の結果。2年後の運動を行わなかった患者の死亡者数は1295名、運動を行った患者の死亡者数は561名。4年後は前者が442名で、後者が250名。6年後は前者が126名、後者が82名など、明確に差のついた結果が出ている。

「腎リハ」で１００歳でも元気な体に！

○できることから少しずつ始めていこう

腎臓病患者へのリハビリテーションである「腎リハ」は、じつは国から効果を認められた医療です。２０１６年には、ｅＧＦＲ値が30未満の**糖尿病性腎症患者への運動療法が健康保険の対象となり、２０１８年には対象者のｅＧＦＲ値が45に引き上げられました**。つまり、コストの面でも腎リハは取り組みやすくなっています。

とはいえ、それまで運動習慣のない方にとっては、第一歩を踏み出すのが難しいかもしれません。そうした方は、日常行為に少しだけ工夫を施してみてください。**「車ではなく徒歩で買い物に行く」「出勤や帰宅のコースをやや遠回りする」**など、**少し負荷を加えるだけで、日常の運動量は増します**。まずは〝できることから少しずつ始める〟ことが大事で、それが習慣になれば、体の変化も確実に表れてくるでしょう。

また、これまでの医療では、病後に生命を維持できるかどうか予測する「生命予後」と、リハビリテーションによって改善を目指すＡＤＬ（日常生活動作）やＱＯＬ（生活の質）が分けて考えられていました。しかし腎リハは、生命予後とＡＤＬ・ＱＯＬの改善を同時に行える、まさに理想の医療行為です。

まずは第一歩を踏み出し、「腎リハ」によって１００歳でも元気でいられるよう健康寿命を延ばしていきましょう。

これまでの医療・リハビリテーションと「腎リハ」の違い

●これまでの医療とリハビリテーション

・医療＝生命予後を改善する（Adding Years to Life）

・リハビリテーション医療＝ADL、QOLを改善する（Adding Life to Years）

↓

●「腎リハ」などの内部障害リハビリテーション医療

・ADL、QOLと生命予後を改善する理想の医療
（Adding Life to Years and Years to Life）

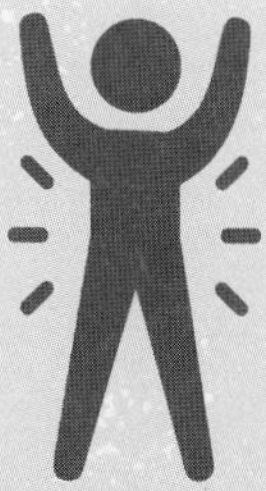

これからのリハビリテーション医療

早期離床

↓

回復促進

●「第1の目標」
ADL、QOLを改善する（Adding Life to years）

「機能を回復する」「障害を克服する」「活動を育む」

↓

二次予防

●「第2の目標」
生命予後の改善（Adding Years to Life）

↓

最終目標 ＝ ADL、QOLと生命予後の改善
Adding Life to Years and Years to Life

「腎リハ」は透析中でもできる

○〝寝たまま腎リハ〟で透析の効率もアップ

腎臓病の症状悪化や機能の極端な低下により、人工透析を余儀なくされる方もいらっしゃると思います。**透析は体に大きな負担がかかる治療法のため、疲れや倦怠感を感じやすくなり、「運動なんてとても……」と、「腎リハ」を敬遠したくなるかもしれません。**

しかし、透析中でも寝たままの体勢で行える腎リハメニューは数多くありますし、透析中だからこそ腎リハに取り組むべきだとも言えます。人間は体を動かすことで体力が回復すると、心肺機能が高まり、透析の治療効果にもよい影響を与えるからです。心肺機能の向上は、体に取り込んで使える酸素の量を増やすことにつながり、透析の効率もよくなるという好循環を生みます。無理のない範囲でかまわないので、次ページから紹介している腎リハメニューにチャレンジしてみましょう。

ただし透析中に腎リハを行うにあたっては、以下の点にご注意ください。①脈拍や血圧異常、関節や筋肉の痛みを感じたらすぐに中止する。②透析の後半や透析終了直後には行わない。

日本腎臓リハビリテーション学会が定めるガイドラインでは、透析前、透析開始直後、開始30分後から前半の間に行うのが望ましいとされています。担当医に相談のうえ、安全に留意しながら〝寝たまま腎リハ〟に取り組みましょう。

透析中でもできる「柔軟体操」

①

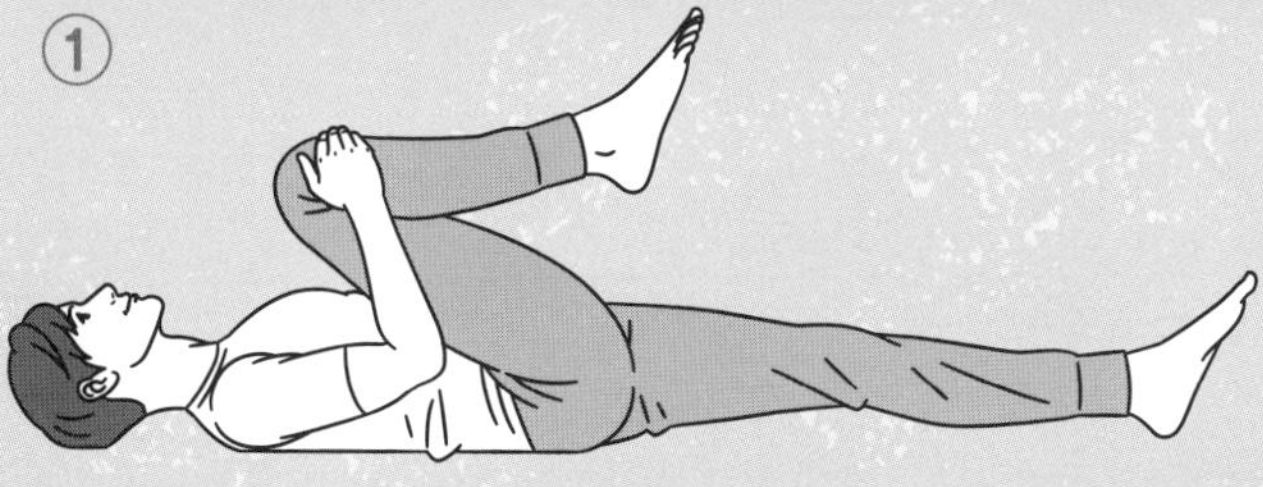

①股関節屈曲

どちらかのひざを手で抱え込み、胸に引き寄せて５～10秒キープ。左右３回ずつが目安。

②上肢挙上

シャントしていない側の腕をゆっくりと上げて、５～10秒キープ。左右３回ずつが目安。

③体幹回旋

仰向けに寝た状態で両ひざを揃えて立て、左右どちらかに倒し、５～10秒キープ。逆も同じ動きを行う。左右３回ずつが目安。

④SLR

タオルを足の裏にかけて両手で持つ。ひざを伸ばしながら脚を上げて５～10秒キープ。左右３回ずつが目安。

⑤足関節背屈

仰向けに寝て、両足の指先を手前に反らした状態からつま先を下に向けて５～10秒キープ。この動きを３回を目安に繰り返す。

透析中でもできる「レジスタンス運動」

①

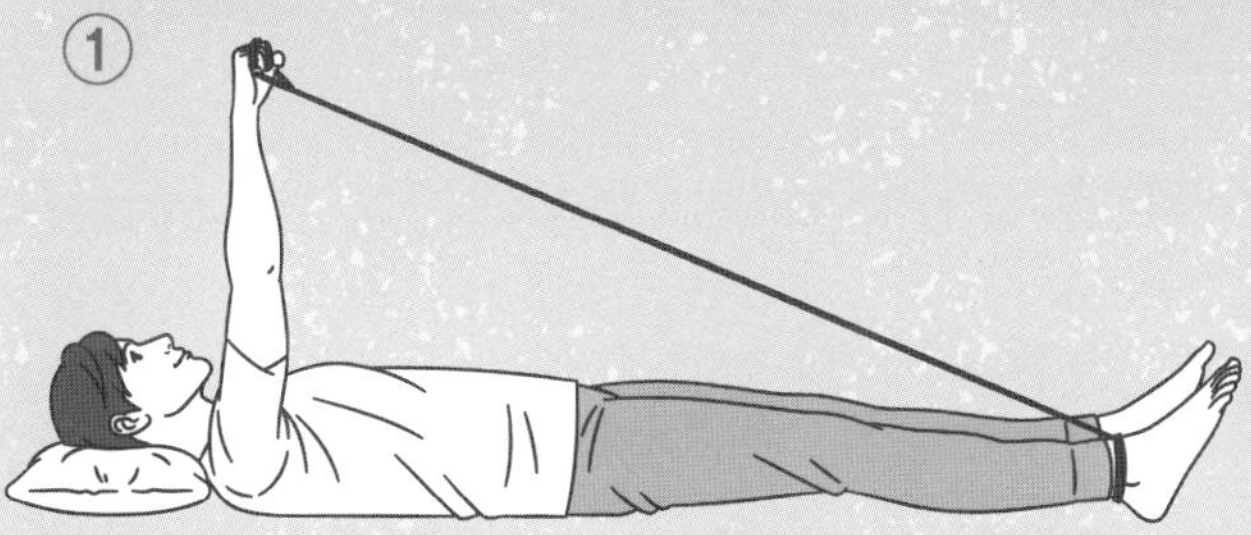

①肩関節屈曲

片足にゴムバンドを結びつけ、シャントしていない側の手で持つ。腕が床と垂直になるまでゆっくりと引き上げる。左右10回ずつが目安だが、体力によって回数は変更してもよい。

②肩関節外転

片足にゴムバンドを結びつけ、シャントしていない側の手で持ち、太ももの横につける。その腕を真横（90度）にゆっくりと伸ばす。左右10回ずつが目安だが、体力によって回数は変更してもよい。

③股関節屈曲

片足にゴムバンドを結びつけ、シャントしていない側の手で持ち、太ももの横につける。その腕のひじを手前に曲げ、ゴムバンドを伸ばす。左右10回ずつが目安だが、体力によって回数は変更してもよい。①～③の運動はペットボトルや鉄アレイでも代用可能。

④手指屈曲

ゴムボールやハンドグリップを使って、握力運動を行う。左右10回ずつが目安だが、体力によって負荷や回数は変更してもよい。

⑤

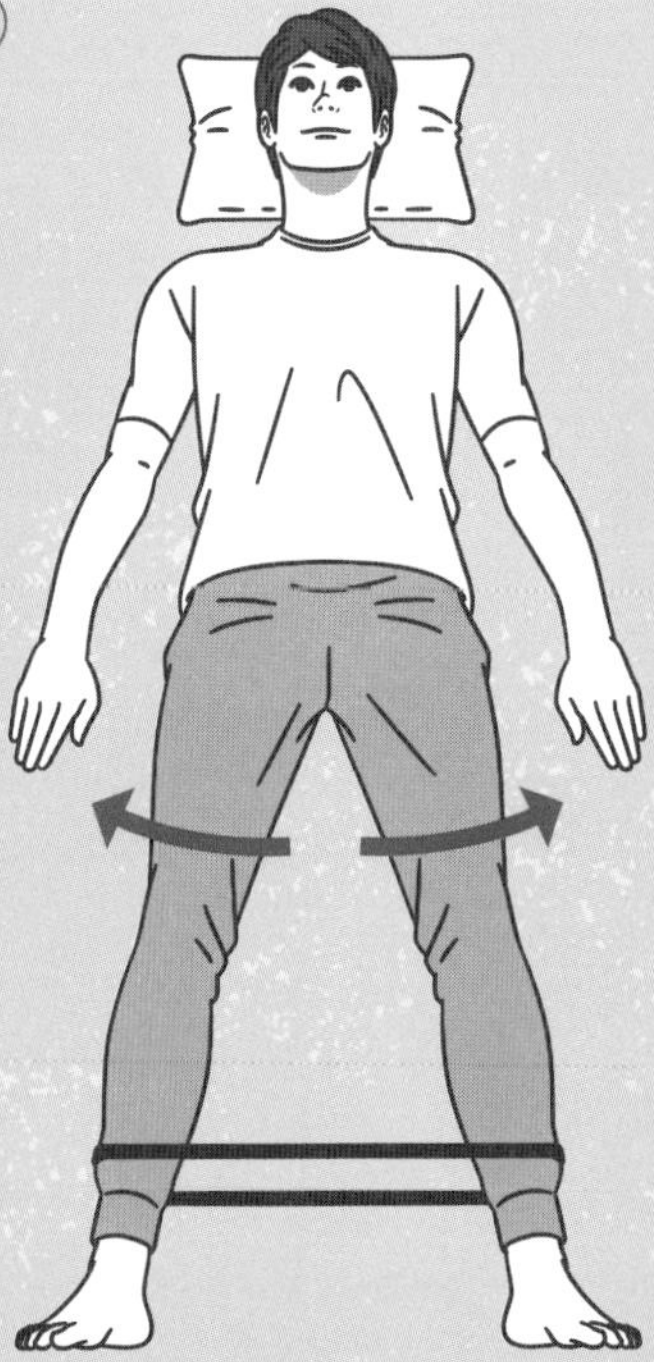

⑤股関節外転

仰向けに寝てゴムバンドを両足に通した状態で、両股関節を同時に外側へ開く（※外転させる）。目安は10回だが、体力によって回数は変更してもよい。

⑥股関節屈曲

仰向けに寝た状態でゴムバンドを両ひざに巻く。どちらかのひざを曲げ、太ももが床と垂直になるまで引き上げる。左右10回ずつが目安だが、体力によって回数は変更してもよい。

⑦股関節内転

仰向けに寝てボールを内ももで挟む。両股関節を内側に向けて（※内転させて）、ボールを強く挟み込む。目安は10回だが、体力によって回数は変更してもよい。

⑧足関節背屈

仰向けに寝てゴムバンドを両足に巻く。ゴムバンドを手前に引っ張りながら足首の関節を反らせる（※背屈させる）。左右10回ずつが目安だが、体力によって回数は変更してもよい。

⑨

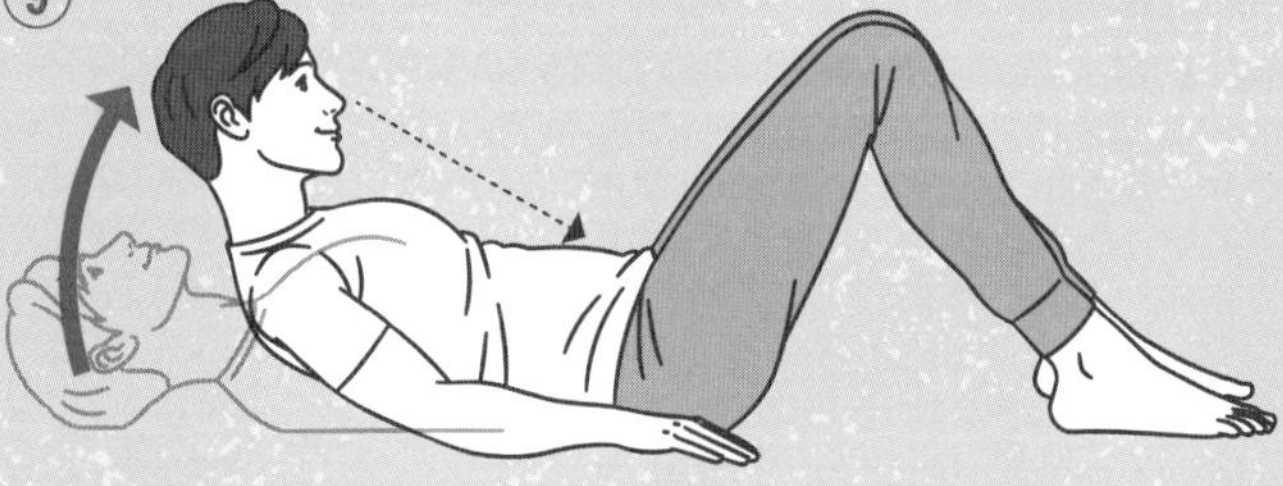

⑨腹筋運動

仰向けに寝て両ひざを立てる。おへそを覗き込みながら肩甲骨が台から離れるまで上体を上げる。目安は10回だが、体力によって回数は変更してもよい。

⑩股関節伸展

アンクルウエイト（おもり）を足首に巻いて伸ばす。逆脚のひざは曲げる。その体勢から伸ばした脚を上げる。左右10回ずつが目安だが、体力によって回数は変更してもよい。

⑪ブリッジ

仰向けに寝て両ひざを立てる。肩からひざまでが一直線になるように、お尻を引き上げる（手は床につけたまま）。目安は10回だが、体力によって回数は変更してもよい。

透析中でもできる「全身持久力トレーニング」

①負荷量可変型エルゴメータ

体力や身体機能によって負荷を変更できるタイプのエルゴメータ。自転車のペダルを漕ぐ要領で足を動かす。寝ながらの実施が可能で、透析前半の2時間以内に行う。

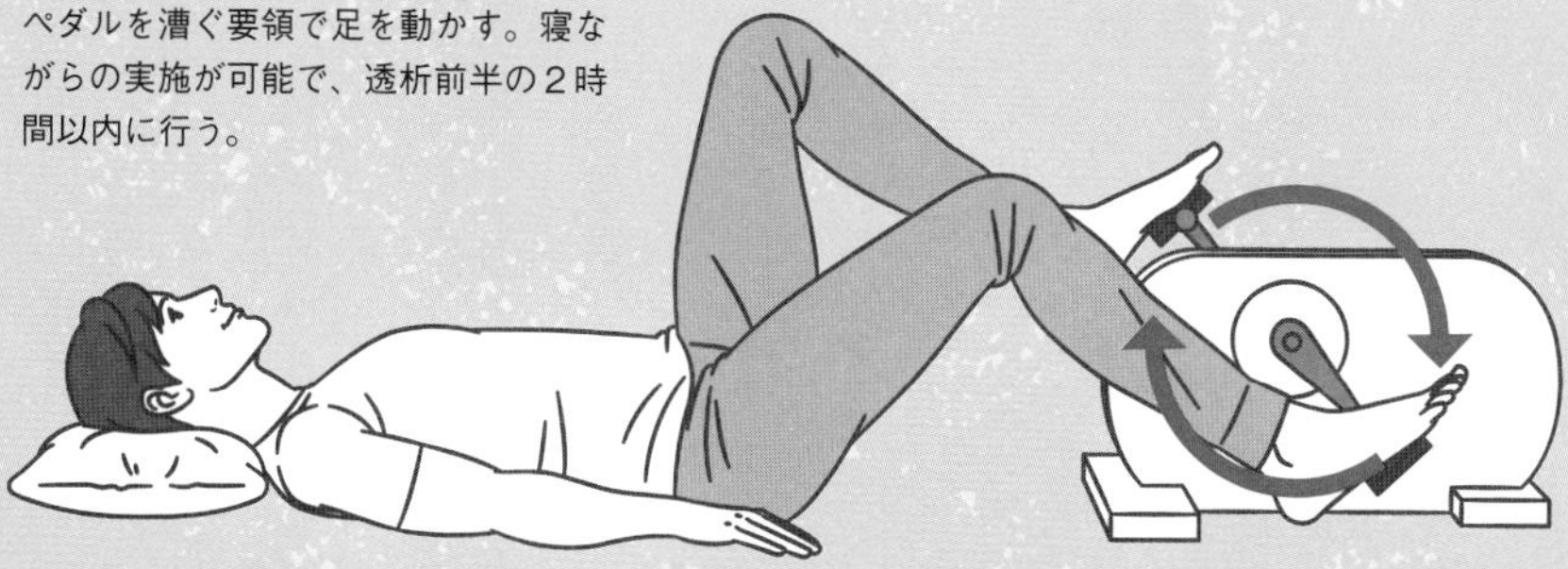

透析中でもできる「器具を使わない有酸素運動」

①足踏み運動

仰向けに寝た状態で足踏み運動を行う。目安は30～50回だが、体力や身体能力によって回数は変更してもよい。透析開始の30分後から、透析前半に行う。

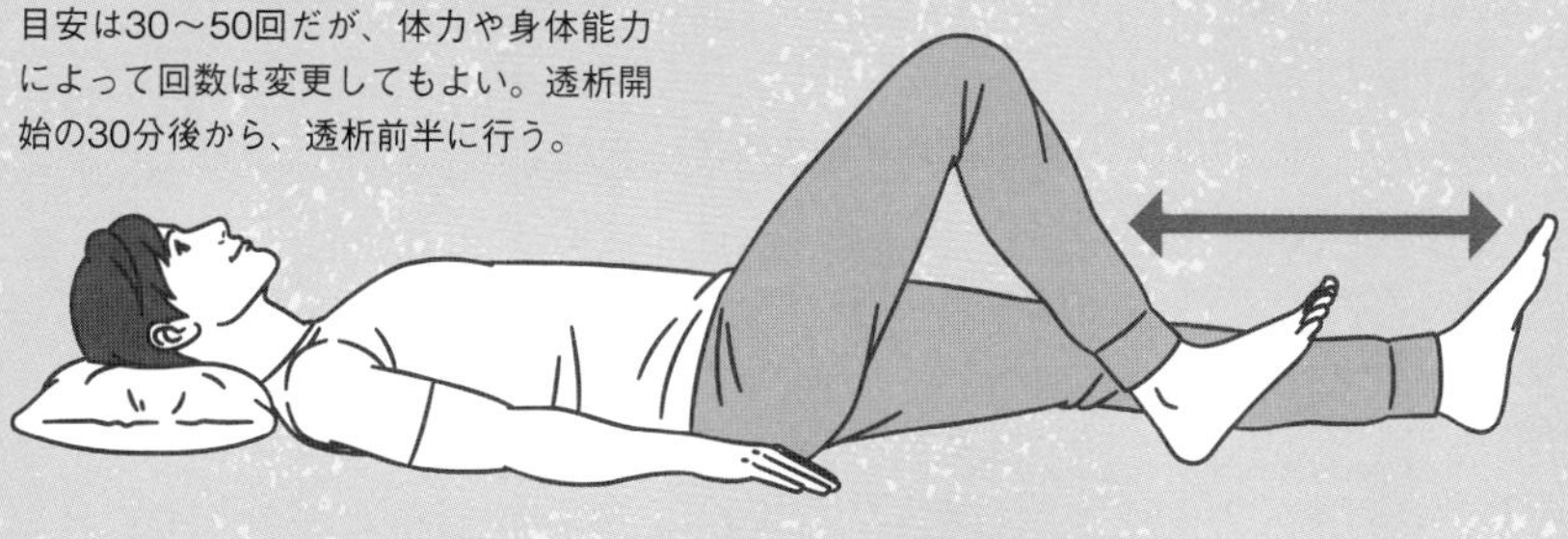

②下肢挙上

仰向けに寝た状態で両脚を伸ばす。どちらかの脚をゆっくりと上げて下ろす動きを繰り返す。目安は10回だが、体力や身体能力によって回数は変更してもよい。透析開始の30分後から、透析前半に行う。

POINT

上げ下ろしを行わない脚のひざを曲げると、腰への負担を軽減できる。

「腎リハ」するなら注意しておきたいこと

○腎リハをやってはいけない症状

「腎リハ」は〝柔軟体操〟〝レジスタンス運動〟〝有酸素運動〟を無理のない範囲で継続的に行い、腎機能の回復をはかるリハビリテーションです。しかし、病態や症状によっては慎重に臨む必要があり、行ってはいけないケースもあるので注意が必要です。

心臓に動脈硬化症のある方は、事前に負荷心電図をとり、虚血がみられる場合はその時点での血圧や心拍数を確認します。糖尿病を併発している方は低血糖に陥りやすく、網膜症の合併症がある場合には血圧上昇と低血糖、神経障害の合併症がある場合は足部の感覚障害、起立性低血圧、無自覚低血糖に注意します。さらに**腎機能の低下は水分貯留によるむくみ、貧血による頻脈や息切れなどが起こりやすいので、こちらも十分に留意しましょう。**

また、絶対に腎リハを行ってはいけない方もいます。以下に該当する方は運動を避けてください。①最高１８０ｍｍＨｇ・最低１１０ｍｍＨｇ以上の重度の高血圧　②空腹時血糖値が２５０ｍｇ／ｄＬ以上の高血糖　③ＢＭＩ30以上の肥満症　④心臓病があり状態が安定しない方　⑤腎機能が急激に悪化している方　⑥急性腎炎を起こしている方。該当する方は腎リハが体の負担になり、病状を悪化させる可能性が高いので、運動は絶対に避けてください。

慢性腎臓病患者に推奨される運動

	柔軟体操	レジスタンス運動	有酸素運動
頻度	週2～3日	週2～3日	週3～5日
強度	抵抗を感じたり、ややきつく感じるところまで伸ばす	1RMの65～75%（1RMを行うことは推奨されない。3RM以上のテストで1RMを推定する）	中等度強度の有酸素運動（酸素摂取予備能の40～59%、ボルグ指数の12～13点）
時間	関節ごとに60秒の静止（10～30秒のストレッチ）	10～15回の反復を1セットとする。体力と時間に応じてセット数を増やしてもよい。大筋群を動かす8～10種類の異なる運動を選ぶ	持続可能な有酸素運動を1日あたり20～60分。難しい場合は合間に休憩を挟みながら3～5分の運動を繰り返し、合計で20～60分を目指す
種類	静的筋運動	マシーン フリーウエイト ゴムバンド	ウォーキング サイクリング 水泳

1RM ：1repetition maximumの略称。1回に挙上が可能な最大の重量・負荷を指す。
酸素摂取予備能：強度の高い運動を行うと筋肉が必要とする酸素の量が増え、心臓は酸素を多く含んだ血液を送り出すため、心拍数が増える。このときの心肺能力を指す。
ボルグ指数：主観的な運動強度。12～13はややきつく感じ、汗をびっしょりかき、続けられるか不安を覚える。

自宅など非監視下での運動療法の注意点

保存期 糖尿病腎症患者	1週間、歩数計や歩数機能アプリを使い、1日平均の歩数を計測。その数字をもとに目標を設定。1日あたり500～1000歩を加えた歩数が目安となる。とくに合併症による運動制限がなければ、1日6000～10000歩が目標となる。
筋力が低下した 高齢慢性腎臓病患者	自宅でレジスタンス運動を加えると効果的。低～中等強度の負荷で主要な手足の運動を10～20回、2～3セット行う。頻度は週に2～3日が目安。

腎移植患者の運動療法の注意点

①ステロイドの副作用	ステロイドの長期服用は筋力低下を招きやすい。とくに太ももの筋力低下は立ち上がりや階段の昇り降りが難しくなり、転倒のリスクが高まる。またジャンプ動作や重い物を持つこともできる限り避けた方がよい。
②紫外線対策	免疫抑制薬は皮膚がんの発症率を高める。できる限り屋外での運動は避け、もし屋外で行う際は紫外線対策を必ず行う。
③生活習慣病対策	ステロイドの服用は食欲を増進させ、肥満を招きやすい。生活習慣病のリスクを高めるため、食事の管理をしっかりと行う。
④脱水予防	脱水は腎機能を悪化させる。そのため、運動中はこまめに水分の補給を行う。同時にナトリウムの摂取も怠らない。

「腎リハ」ステップ
I

まずは柔軟体操から！

○血流を促し強度の高い運動への準備に

前項でも記した通り、「腎リハ」には大きく分けて3種類の運動があり、その第一段階にあたるのが〝柔軟体操〟です。誰でもラクに取り組め、その後に行う強度の高い〝レジスタンス運動〟や〝有酸素運動〟の準備にもなるので、しっかりと体を伸ばしていきましょう。

この柔軟体操には3つの目的があります。ひとつは先に記した通り、強度の高い運動へ向けての準備。筋肉をほぐし、関節の可動域を広げることで、体をラクに動かせるようになるため、運動の効率が高まります。

ふたつ目は、血流の促進です。慢性腎臓病患者の体は水分が溜まってむくみやすく、結果として血流が滞り、体が柔軟性を失ってしまいます。柔軟体操は筋肉や関節、腱だけでなく、血管も柔らかくしてくれるので、全身に血が巡りやすくなるのです。

最後のメリットは、前述の通り、誰もがラクに行える点にあります。**慢性腎臓病を発症する大きな原因のひとつに日頃の運動不足が挙げられます。体を動かすこと自体に慣れていないうえに、高齢の方も多いため、運動そのものが高いハードルになってしまっているのです。**その点、柔軟体操は動きも簡単で、寝たままやイスに座った状態で行えるものばかり。まずはこの柔軟体操から第一歩を踏み出してみてください。

「腎リハ」ステップI 柔軟体操

106ページ

①座った状態で胸を伸ばす

イスに座ったままの体勢で、胸の筋肉を伸ばすためのストレッチ。姿勢がよくなるうえに、肺の機能も高まって酸素を取り込みやすくなる。

107ページ

②座った状態で背中を伸ばす

イスに座ったままの体勢で、背中の筋肉をストレッチしていく。①と同様、肺の機能が高まり、酸素を取り込みやすくなる。

108ページ

③寝た状態で肩を伸ばす

仰向けに寝た体勢で肩周りの筋肉をストレッチする。肩甲骨、背中、腕などの筋肉の柔軟性が増し、体を動かしやすくなる。

109ページ

④寝た状態で前ももを伸ばす

うつ伏せに寝た体勢で、前ももの筋肉を伸ばすストレッチ。人間の体でもっとも大きい筋肉のため、しっかりと伸ばしたい。

110ページ

⑤寝た状態でもも裏を伸ばす

仰向けに寝た体勢で、ハムストリングスと呼ばれる、もも裏の大きな筋肉をストレッチしていく。同時に、ふくらはぎの筋肉も伸ばせる。

111ページ

⑥寝た状態でお尻を伸ばす

仰向けに寝た体勢で、お尻の大きな筋肉(大臀筋)をストレッチする。股関節の動きがスムーズになるメリットもある。

柔軟体操① 座った状態で胸を伸ばす

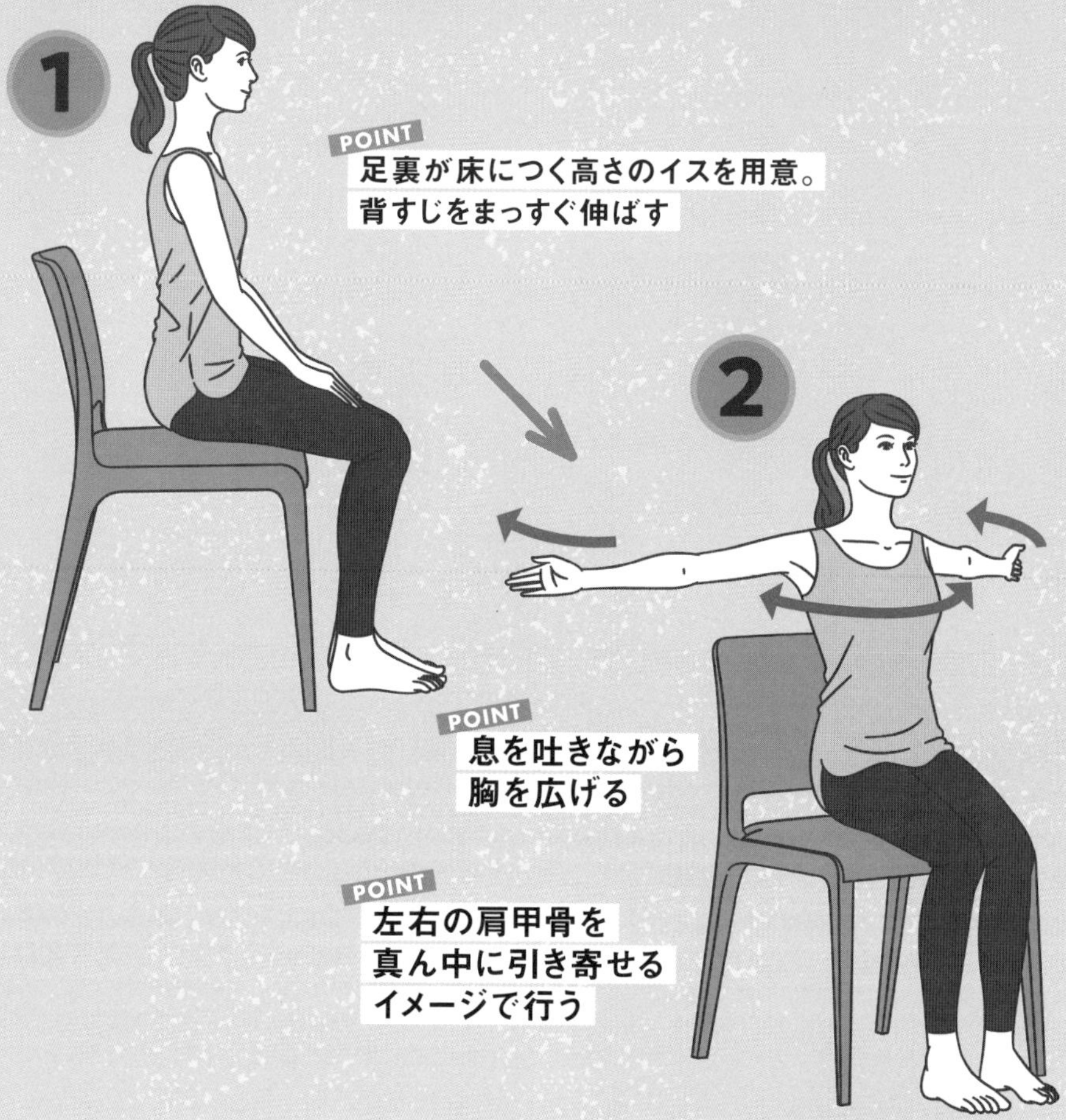

①背すじを伸ばしてイスに座る。②両腕を肩の高さまで上げると同時に、手のひらを正面に向ける。息を吐いて、ゆっくりと両腕を後ろに引き、呼吸を続けながら20～30秒程度、その体勢をキープする。鼻で息を吸いながら①の体勢に戻る。

回数の目安
3回
×
1セット

柔軟体操② 座った状態で背中を伸ばす

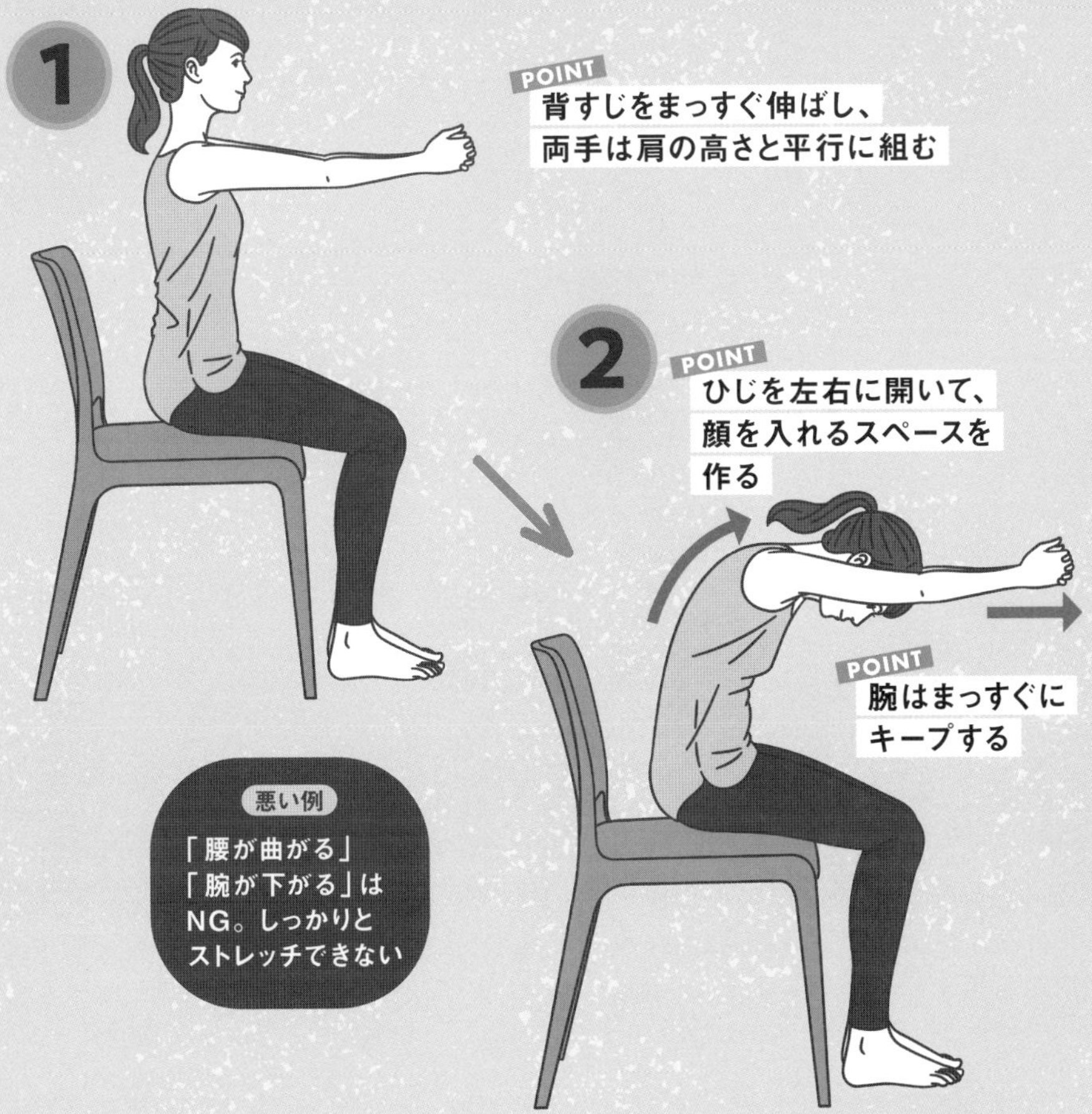

①背すじを伸ばしてイスに座り、両手を組む。腕を前に伸ばして肩の高さに上げる。②両ひじを開いてスペースを作り、できた隙間に顔を入れる。息を吐きながら、両腕を5秒かけて前に伸ばす。背中の伸びを感じながら呼吸を続け、この体勢を20～30秒キープする。息を吸いながら、背すじを伸ばし、手をひざに置いた体勢に戻る。

回数の目安
3回
×
1セット

柔軟体操③ 寝た状態で肩を伸ばす

1

POINT
ゆっくりと鼻から息を吸う

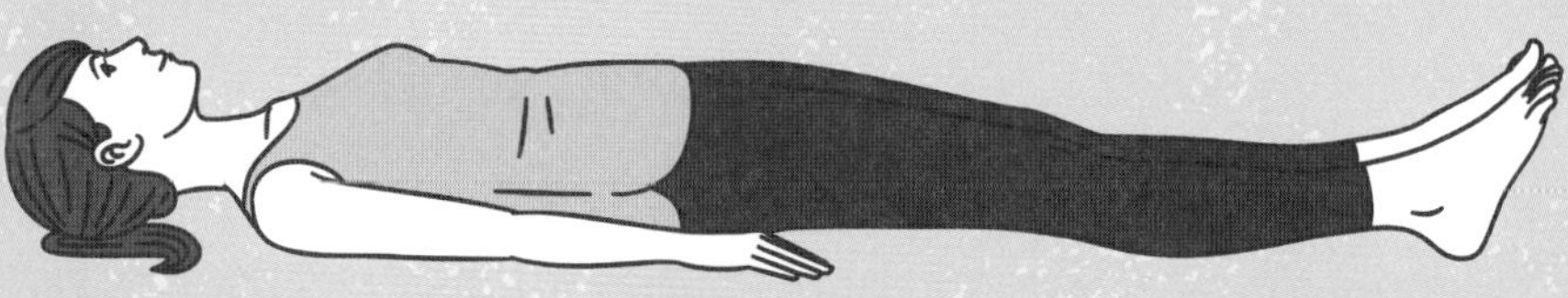

POINT
枕やタオルなどを
頭の下に置いて行ってもよい

2

POINT
手のひらは上を向ける

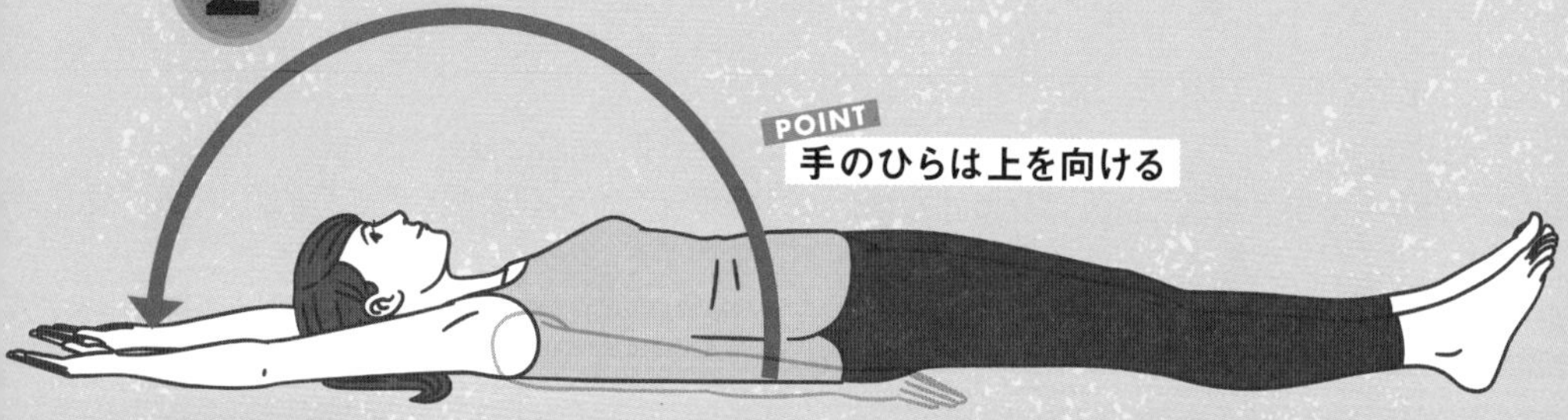

POINT
息を口から吐きながら腕を上げる。
腕はできるだけ耳の近くに

①手足を自然に伸ばした状態で仰向けに寝て、ゆっくりと鼻から息を吸う。②息を口からゆっくりと吐きながら、５秒かけて両腕をまっすぐ上に伸ばす。呼吸を続けながら、その体勢を10秒キープする。息を鼻から吸いながら、５秒かけて①の体勢に戻る。

回数の目安
3回 × 1セット

柔軟体操④ 寝た状態で前ももを伸ばす

1

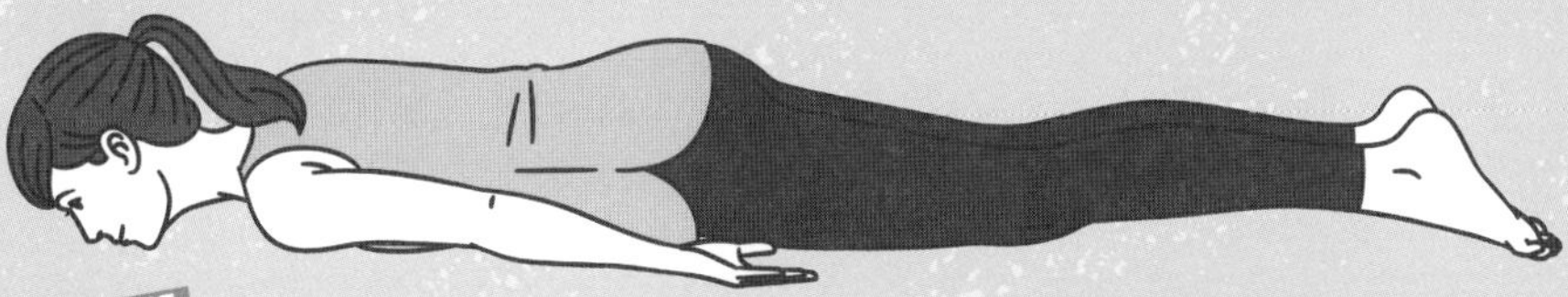

POINT
タオルなどを
あごの下に置いてもよい

2

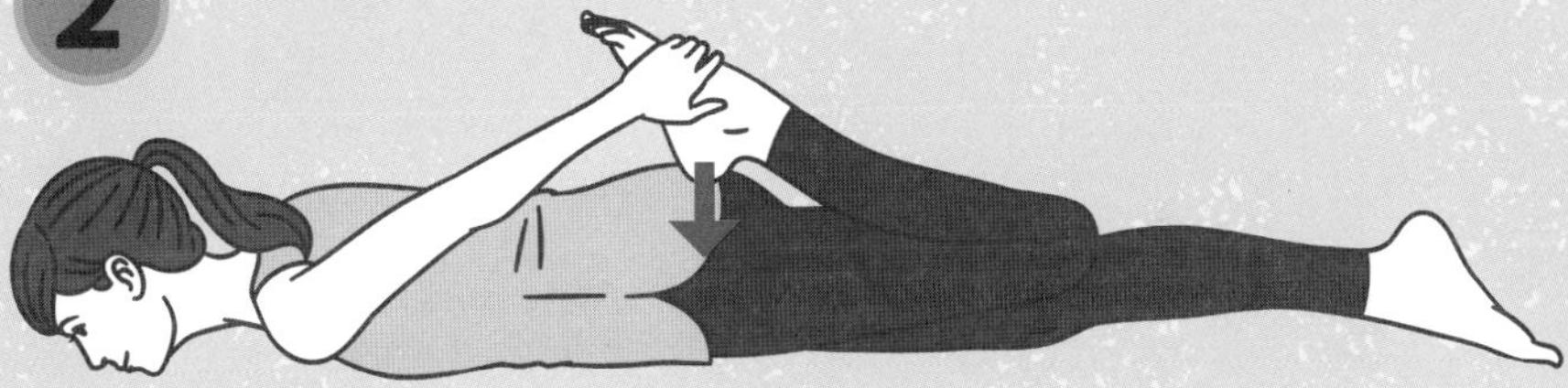

POINT
足をお尻に引き寄せたとき、
胸が床から浮かないように気をつける

①両手足を伸ばした状態で、うつ伏せに寝る。②どちらかの脚のひざを曲げ、同じ側の手で足を持つ。かかとがお尻につくように引き寄せ、20～30秒キープ。このときゆっくりと呼吸をしながら、前ももの筋肉がストレッチされている感覚を意識する。ゆっくりと①の体勢に戻り、逆脚も同様に行う。

回数の目安
左右各3回
×
2セット

柔軟体操⑤ 寝た状態でもも裏を伸ばす

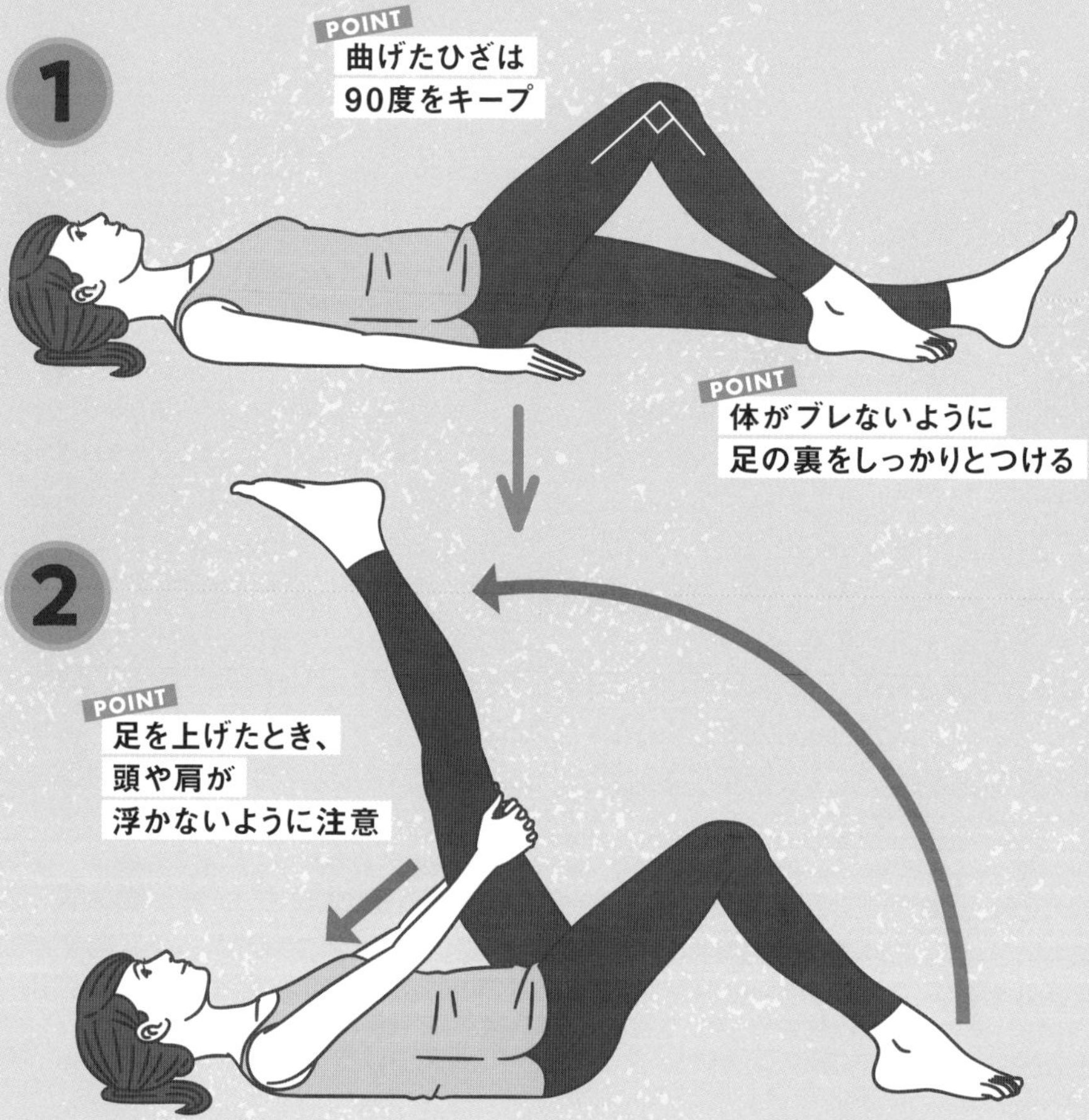

①仰向けに寝て、どちらかのひざを90度に曲げる。腕ともう一方の脚は自然に伸ばす。②伸ばしている方の脚を上げ、もも裏、もしくはひざ裏を両手で持つ。ゆっくり口から息を吐きながら、５秒かけて、上げた足のひざを胸に引き寄せる。呼吸をしながら10秒間、その体勢を保つ。息を鼻で吸いながら、①の体勢へとゆっくりと戻す。同じ動作を逆側の脚でも繰り返す。

回数の目安
左右各3回
×
1セット

柔軟体操⑥　寝た状態でお尻を伸ばす

1

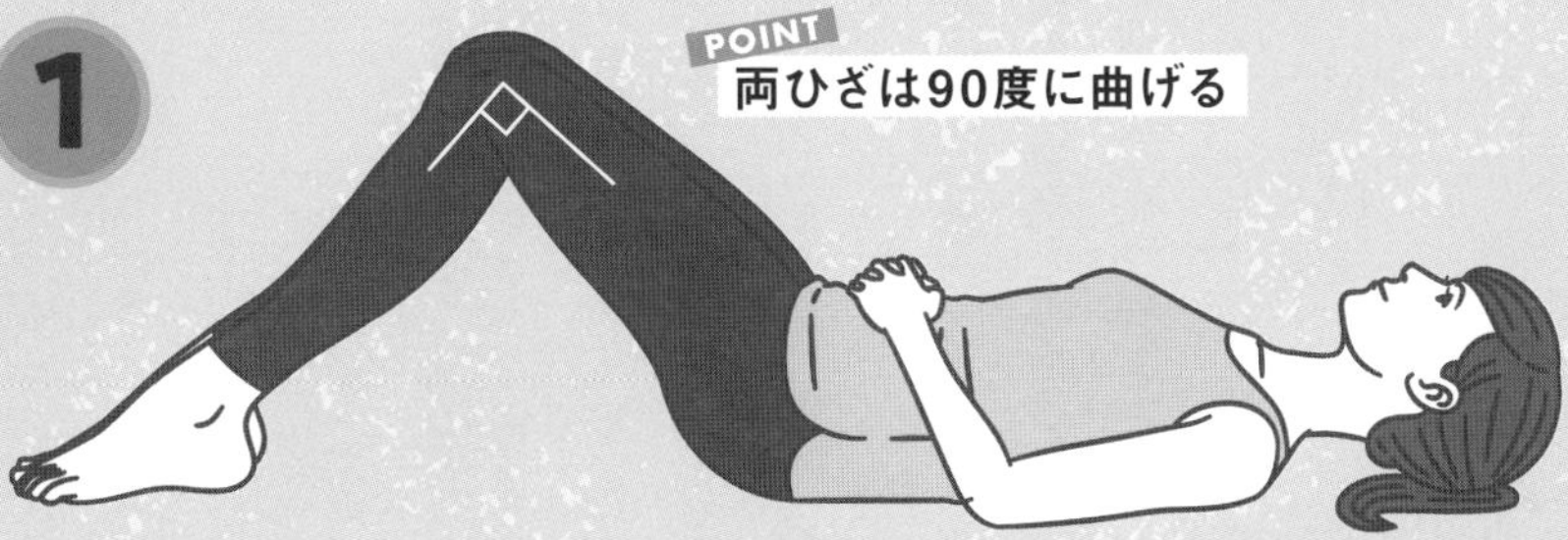

POINT
両ひざは90度に曲げる

POINT
足の裏は床にしっかりとつける

2

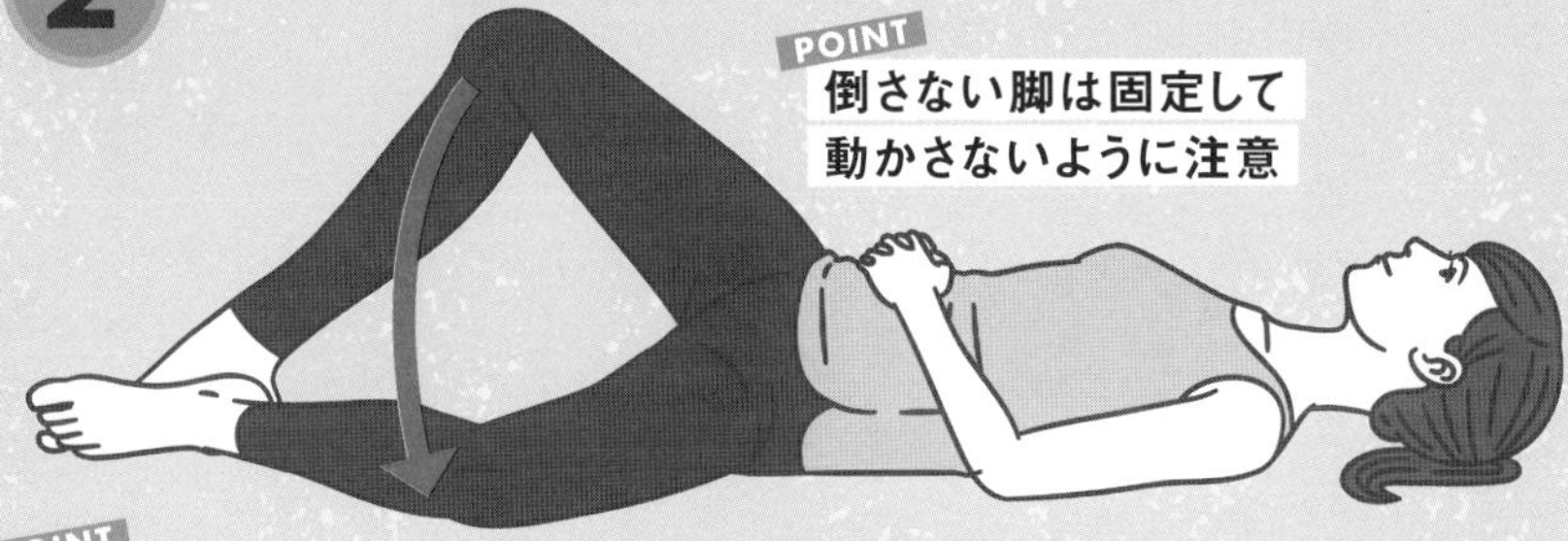

POINT
倒さない脚は固定して
動かさないように注意

POINT
ひざを倒したときに、
足の裏が逆の足から
離れないようにする

POINT
倒す脚は無理のない範囲でOK。
倒せるところまで倒す

①仰向けに寝た状態で両ひざを90度に曲げ、手はお腹の上で組む。②5秒かけてゆっくりと息を吐きながら、どちらかの脚の股関節を開いて倒す。呼吸を続けて、その体勢を10秒間キープする。ゆっくりと鼻で息を吸いながら、①の体勢に戻す。逆側の脚も同様の動きを行う。

回数の目安
左右各3回 × 1セット

「腎リハ」ステップ
Ⅱ

『レジスタンス運動』で筋力をつけよう！

○いつまでも自分の脚で歩くために

「腎リハ」ふたつ目のステップは、体に負荷を与えて、腎機能や筋力の向上を目指す〝レジスタンス運動〟です。〝レジスタンス運動〟にはふたつの段階があり、**第一段階では呼吸をしながら比較的軽い負荷の運動を行い、腎臓に新鮮な酸素と栄養を送ることを目的としています。**

次項から紹介する最初の4つのメニューがそれにあたり、おもに脚に刺激を与えます。人間の筋肉の6~7割は下半身に集まっており、負荷の軽い運動でも大きな運動効果を得られるメリットがあります。何より脚は歩くための部位であり、いつまでも自分の脚で歩き続けることがADLやQOLの向上には欠かせません。こうした目的意識を持って、ぜひ取り組みましょう。

第二段階にあたる後半の5つのメニューは、より負荷が高まり、全身の筋肉量の増加や筋力の強化を目的としています。慢性腎臓病の患者の方はやはり運動不足になりがちです。結果として筋肉が衰え、身体機能の低下につながり、症状のさらなる悪化を招くという〝負のスパイラル〟に陥ってしまいます。**この連鎖を断ち切るためにも、ある程度の負荷がかかる運動は必要なのです。**なお、これは息切れする手前の強さで行います。高齢の方でも行いやすい、自重を利用したメニューを紹介するので、週に1~3日を目処に取り組んでみてください。

「腎リハ」ステップⅡ　レジスタンス運動

114ページ	①中腰まで スクワット	スクワット運動は太ももやふくらはぎなど、下半身の強化に最適。歩行がラクになることに加え、血流も促されるため、全身に栄養や酸素が送られて腎機能も高まる。
115ページ	②かかとの 上げ下ろし	ふくらはぎの筋肉を鍛えるレジスタンス運動。筋肉が弛緩と収縮を繰り返すポンプ作用によって、①と同様、全身の血流がよくなり腎機能が高まる。
116ページ - 117ページ	③脚を上げて引く	前ももやもも裏、お尻など下半身の大きな筋肉を動かすことで血流が促進。腎機能が高まる。また、下半身の関節の柔軟性の向上、骨や筋肉の強化も期待できる。
118ページ	④軽い重りをもって バンザイ	上記の運動と同様、血流が促進されて腎機能が高まる。さらに肩周りを動かすことで、胸や背中の筋肉が伸ばされ、猫背の改善など姿勢を正す効果もある。
119ページ	⑤壁を押して 腕・胸・肩を鍛える	腕、胸、肩など上半身の筋肉を鍛えるメニュー。血流が促され、全身に酸素や栄養が運ばれることによって、腎臓の機能が向上する。
120ページ	⑥立った状態で お尻を鍛える	脚を引き上げる筋肉である腸腰筋や、大臀筋や中臀筋などのお尻の筋肉が強化されるため、歩行機能が高まる。もちろん腎機能の向上も期待できる。
121ページ	⑦仰向けに 寝た状態で 腹筋を鍛える	腹筋を強化することによって姿勢の改善が望める。また同時に、脚を持ち上げる際に使う腸腰筋も鍛えられるため、歩行がラクに行えるようになる。
122ページ	⑧仰向けに 寝た状態で 背中とお尻を鍛える	背中のインナーマッスルである脊柱起立筋など、体幹部の筋肉を強化するメニュー。そのため、歩行時の姿勢が改善され、歩行がラクになる。
123ページ	⑨うつ伏せに 寝た状態で 体幹全体を鍛える	うつ伏せに寝た状態で、背筋を反らす動きを繰り返し、体幹全体の筋力を強化するメニュー。全身運動で姿勢の改善と腎機能の向上を目指す。

レジスタンス運動① 中腰までスクワット

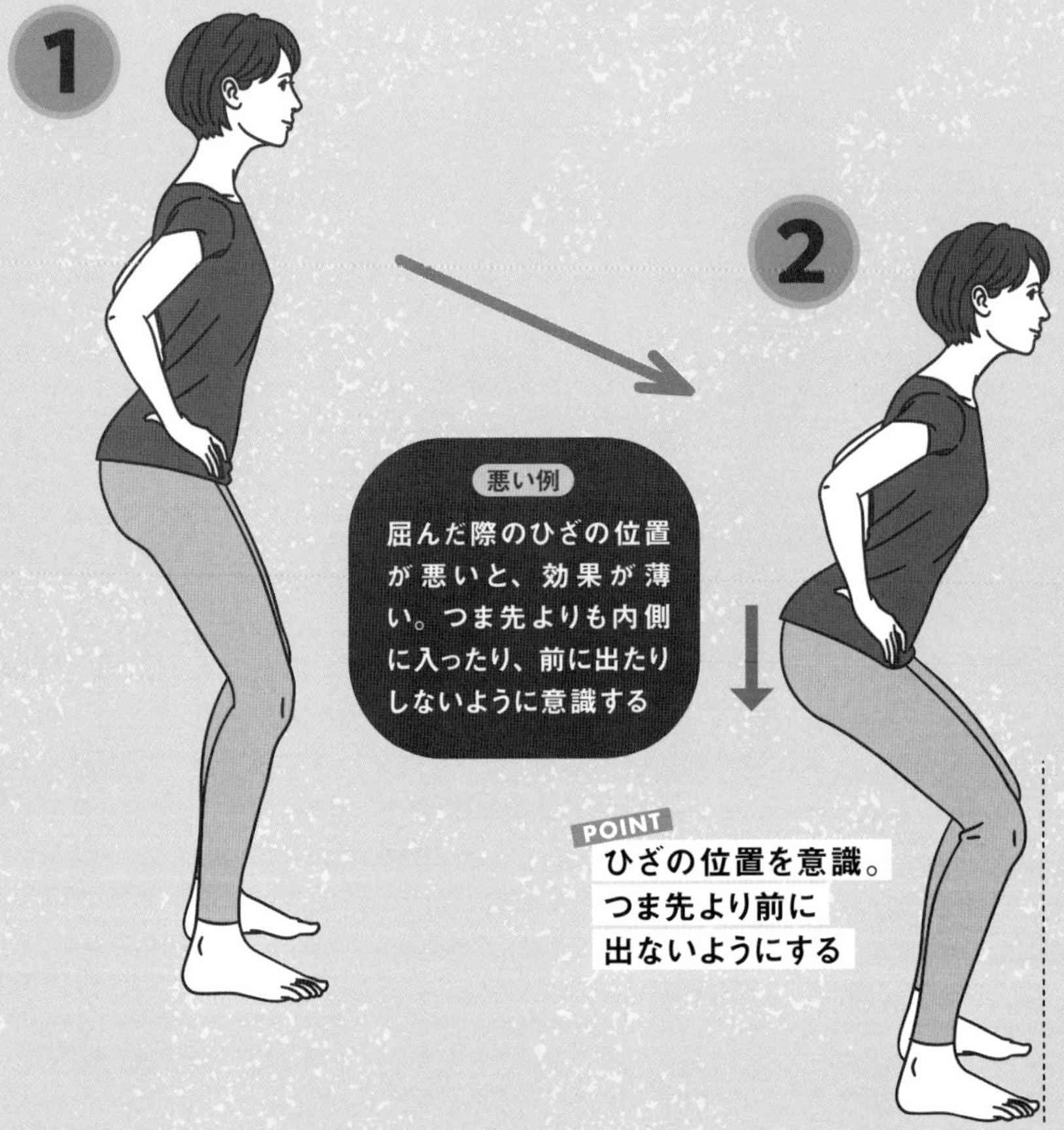

①手を腰に当て、やや中腰の姿勢で立つ。足は肩幅に開き、つま先を少しだけ外に開く。②口で息をゆっくり吐きながら、ひざを曲げて腰を落とし、５秒かけて中腰になる。鼻で息を吸いながら、ひざを伸ばし、５秒間で①の姿勢に戻る。

※朝、昼、晩で合計３セットを行うのが理想だが、難しければ１日１セットでもよい。

※体が安定しない場合は、イスの背もたれなどを手でつかみながら行ってもOK。

回数の目安
5~10回 × 1セット

レジスタンス運動② かかとの上げ下ろし

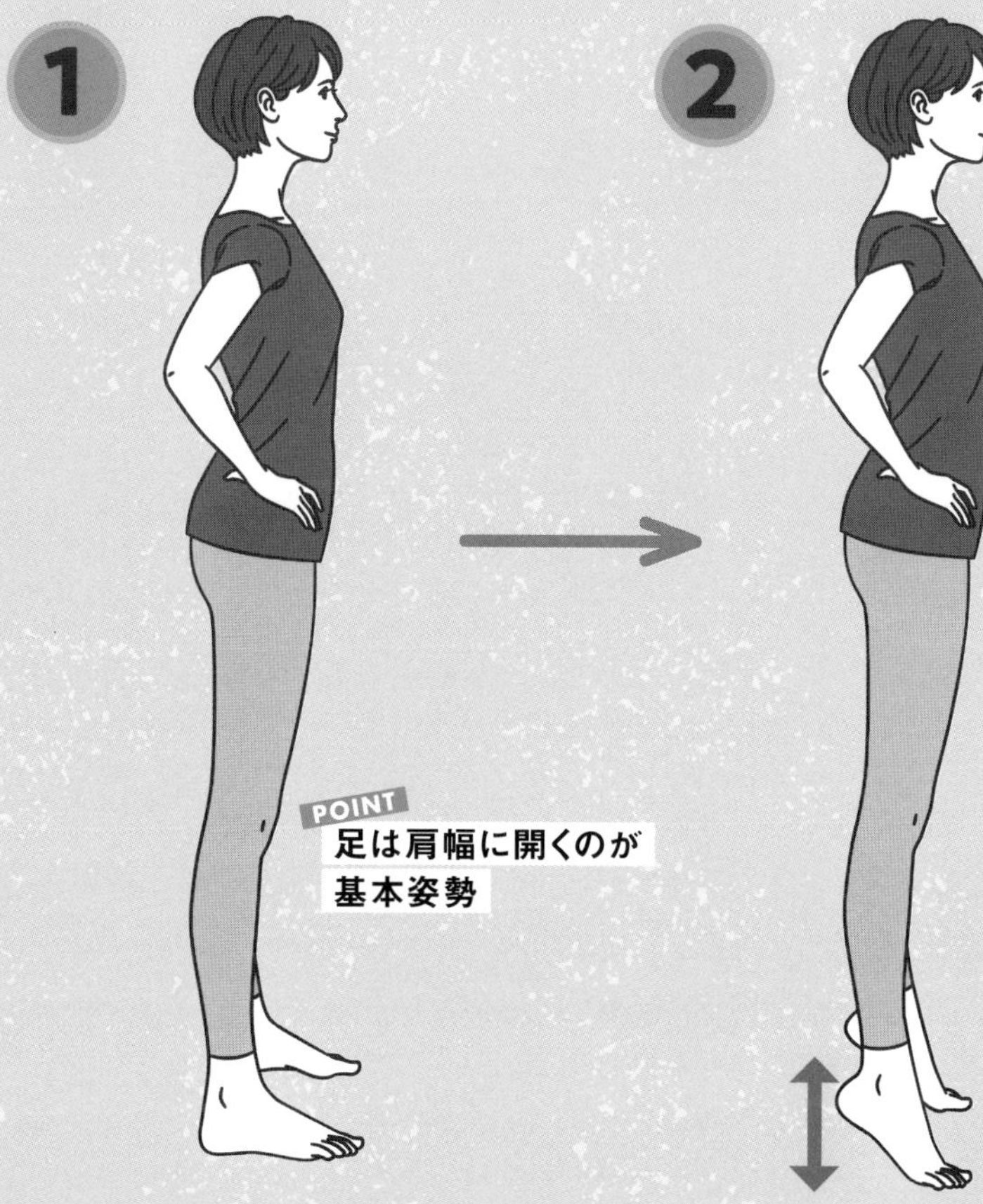

①手を腰に当て、足は肩幅に開き、まっすぐ立つ。②口で息をゆっくり吐きながら、５秒かけて左右のかかとを同時に上げる。かかとを上げきったら、鼻で息を吸う。上げたときと同様に口で息を吐きながら、５秒間でかかとを下ろす。この上げ下ろしの動作を繰り返す。

※朝、昼、晩で合計３セットを行うのが理想だが、難しければ１日１セットでもよい。

※体が安定しない場合は、イスの背もたれなどを手でつかみながら行ってもOK。

回数の目安
5~10回 × 1セット

レジスタンス運動③　脚を上げて引く

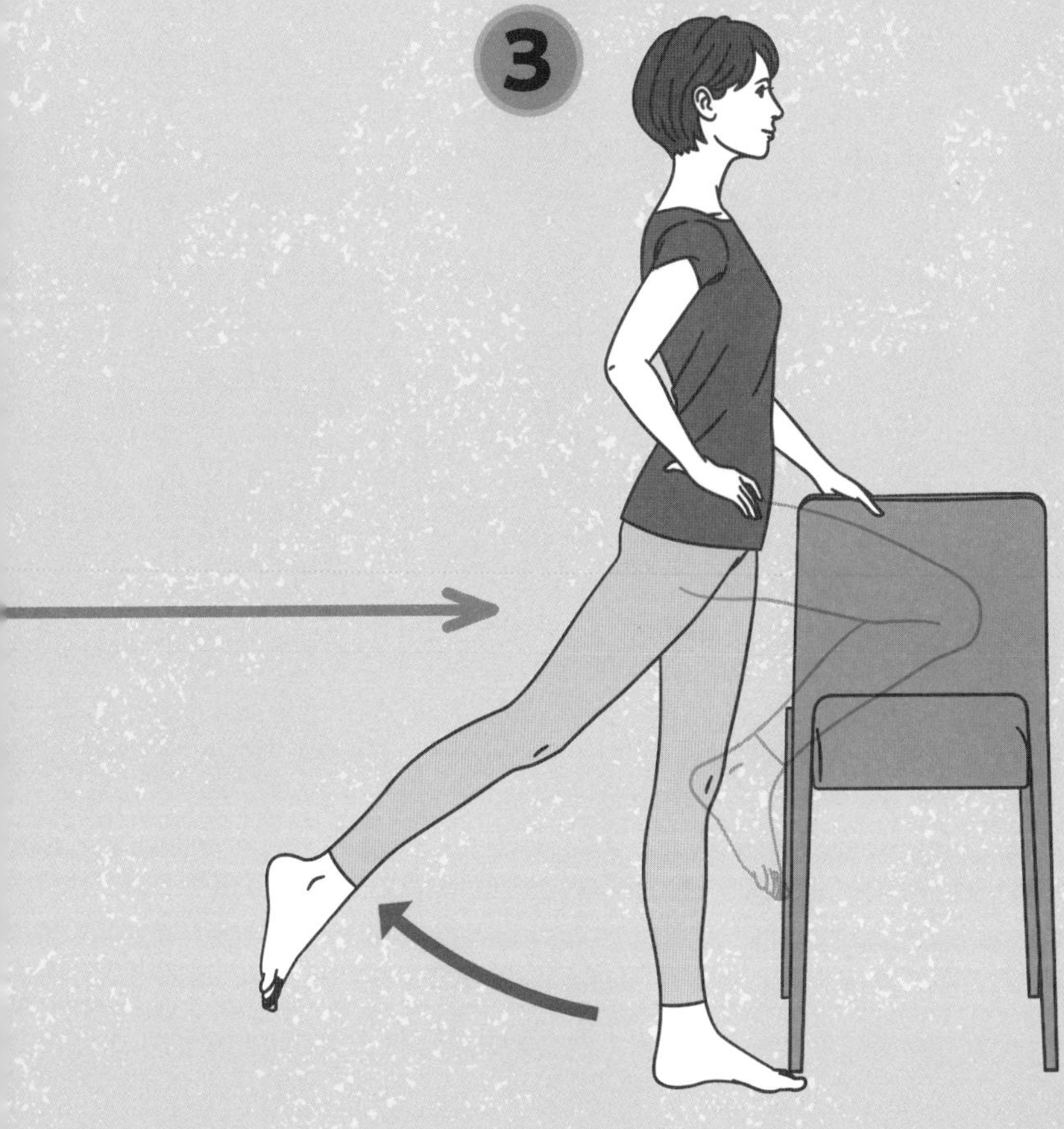

③息を一度吸って、ゆっくりと口で息を吐きながら、５秒かけて振り上げた脚のひざを曲げ、太ももを引き上げる。一度、息を吸って、ゆっくりと口で息を吐きながら、５秒かけて引き上げた脚を後ろに振り上げ、①の体勢に戻る。この動きを逆脚を含めて繰り返す。

※朝、昼、晩で合計３セットを行うのが理想だが、難しければ１日１セットでもよい。

回数の目安

左右各5回
×
1セット

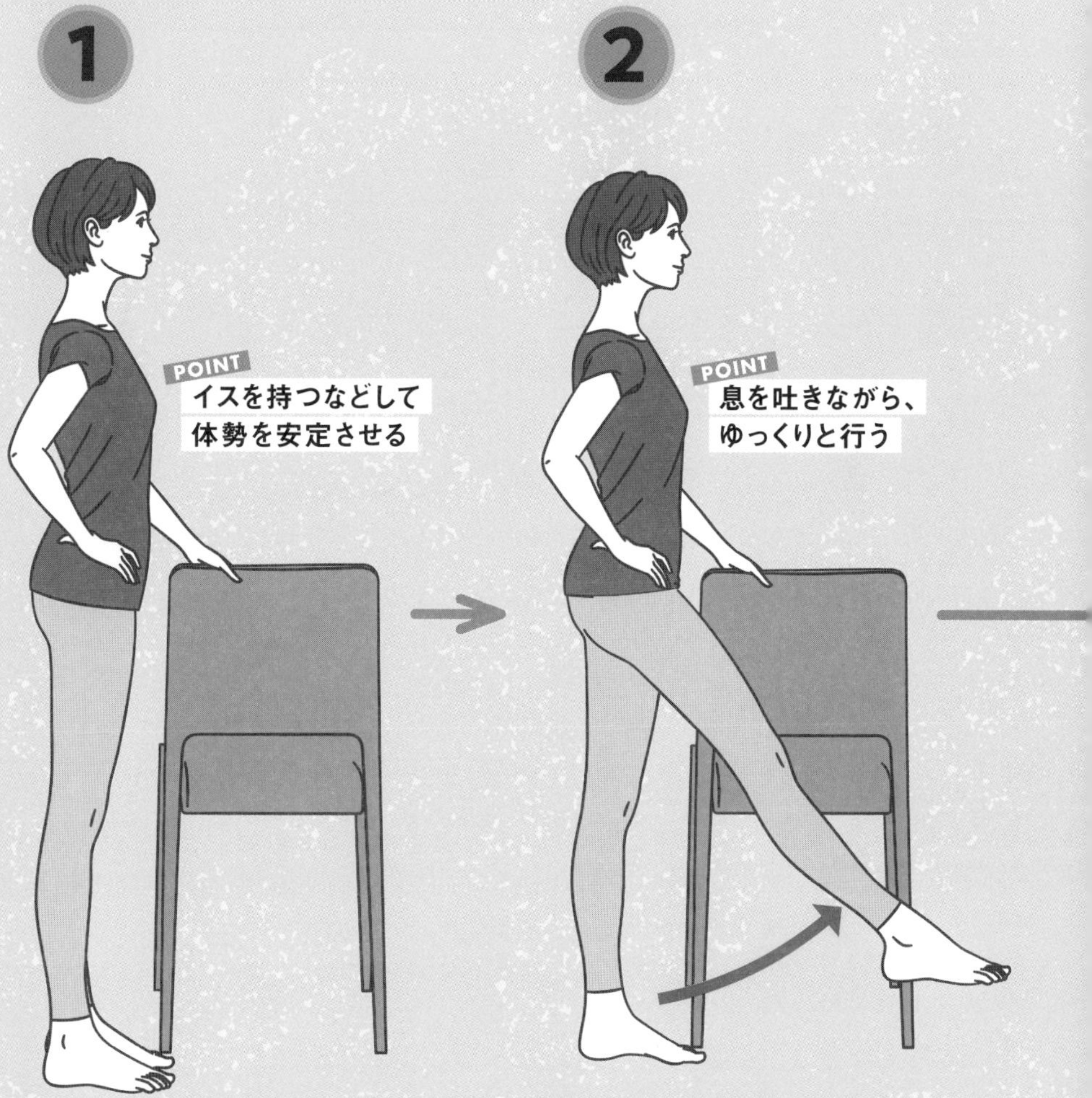

①まっすぐに立ち、どちらかの手でイスの背もたれの上部を持つ。②ゆっくり息を吐きながら、5秒かけて、イスを持っている手と逆側の脚を振り上げる。

レジスタンス運動④　軽い重りをもってバンザイ

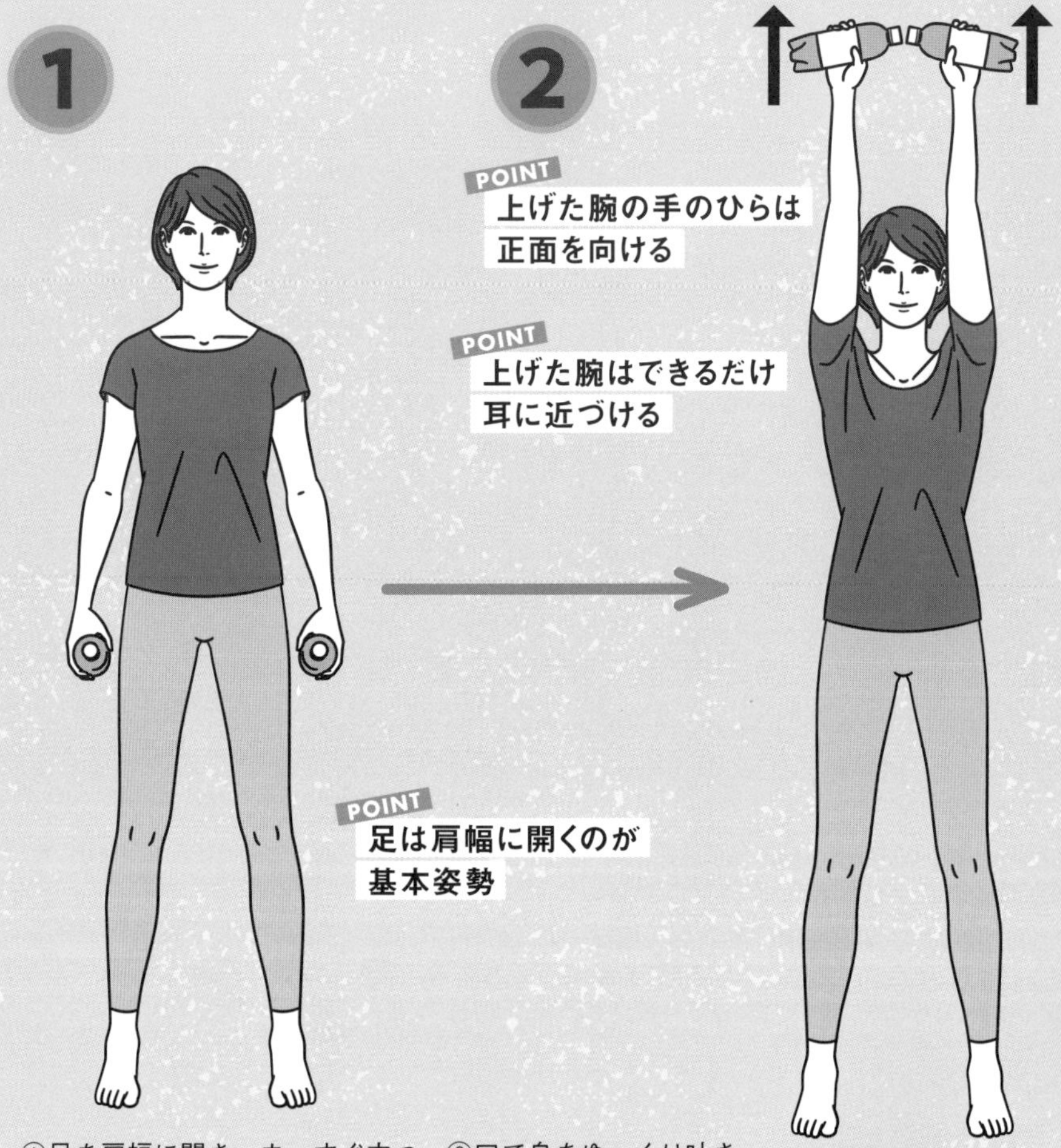

①足を肩幅に開き、まっすぐ立つ。②口で息をゆっくり吐きながら、５秒かけて軽い重りを持った両腕を同時に真上に上げる。その体勢で一度、息を吸い、口で息をゆっくりと吐きながら５秒かけて腕を下ろし、①の体勢に戻る。この動作を繰り返す。

回数の目安
3~5回 × 1セット

※朝、昼、晩で合計３セットを行うのが理想だが、難しければ１日１セットでもよい。
※体が安定しない場合は、イスに座って行ってもOK。

レジスタンス運動⑤　壁を押して腕・胸・肩を鍛える

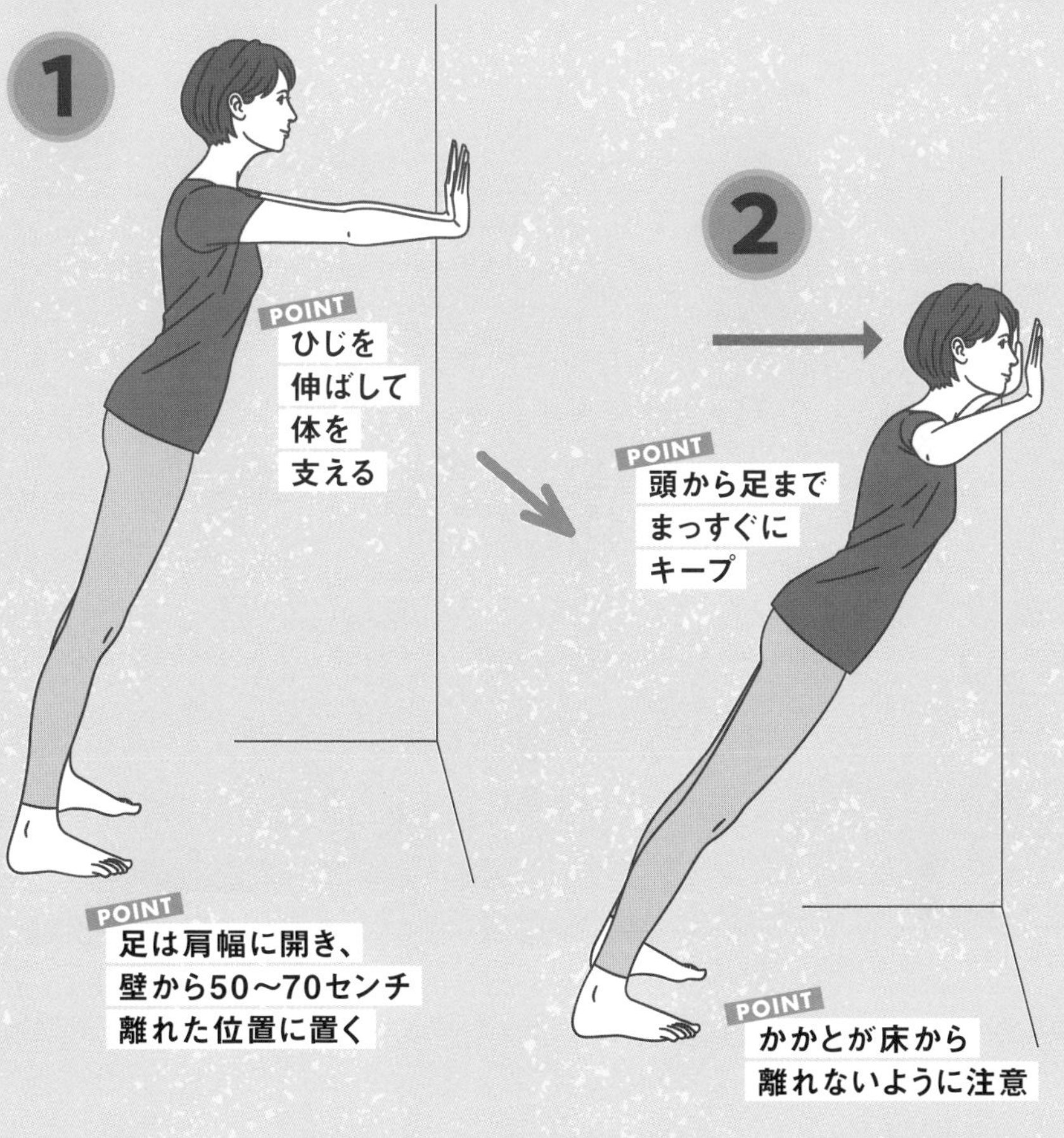

①両手を肩の高さに上げて、壁によりかかるようにつく。足は肩幅程度に開く。②鼻から息をゆっくりと吸いながら、5秒かけて両ひじを曲げる。上半身を壁に近づけて一旦止まる（約1秒）。口でゆっくりと息を吐きながら、5秒間で両ひじを伸ばし、①の体勢に戻る。この動作を繰り返す。

※息を止めないまま続けることが大事なので、呼吸が苦しいときは途中で息つぎをしてもよい。

回数の目安
3~5回
×
1セット

レジスタンス運動⑥ 立った状態でお尻を鍛える

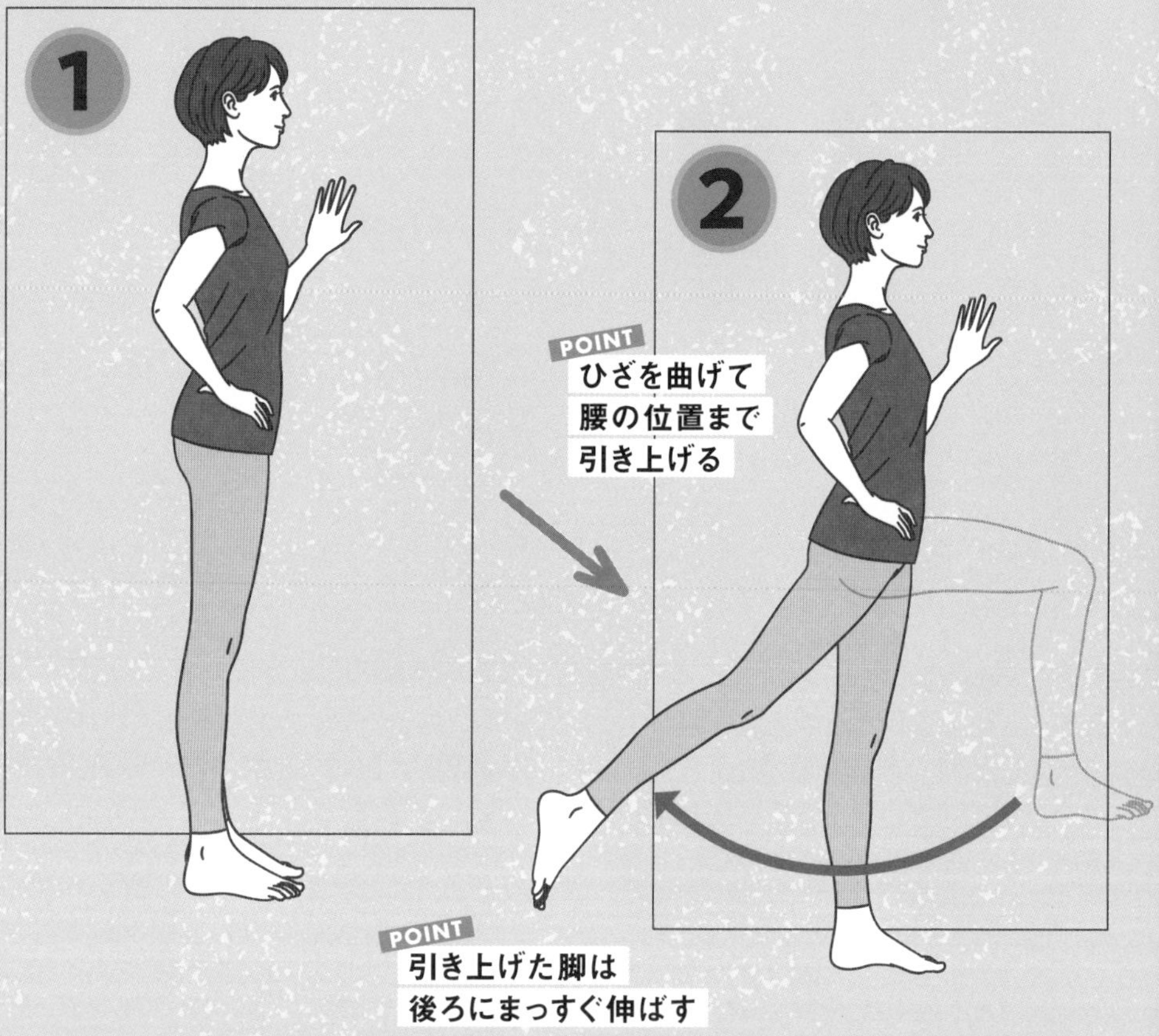

①背すじを伸ばして立ち、手のひらを壁につける。逆の手は腰に添える。②ゆっくりと口で息を吐きながら、壁についた手と逆側のひざを５秒間で腰の高さに引き上げる。鼻でゆっくりと息を吸いながら、５秒かけて引き上げた脚を後ろに伸ばす。その後、①の体勢に戻る。この動作を繰り返し、逆側の脚も同様に行う。

※息を止めないまま続けることが大事なので、呼吸が苦しいときは途中で息つぎをしてもよい。

回数の目安
3~5回
×
1セット

レジスタンス運動⑦ 仰向けに寝た状態で腹筋を鍛える

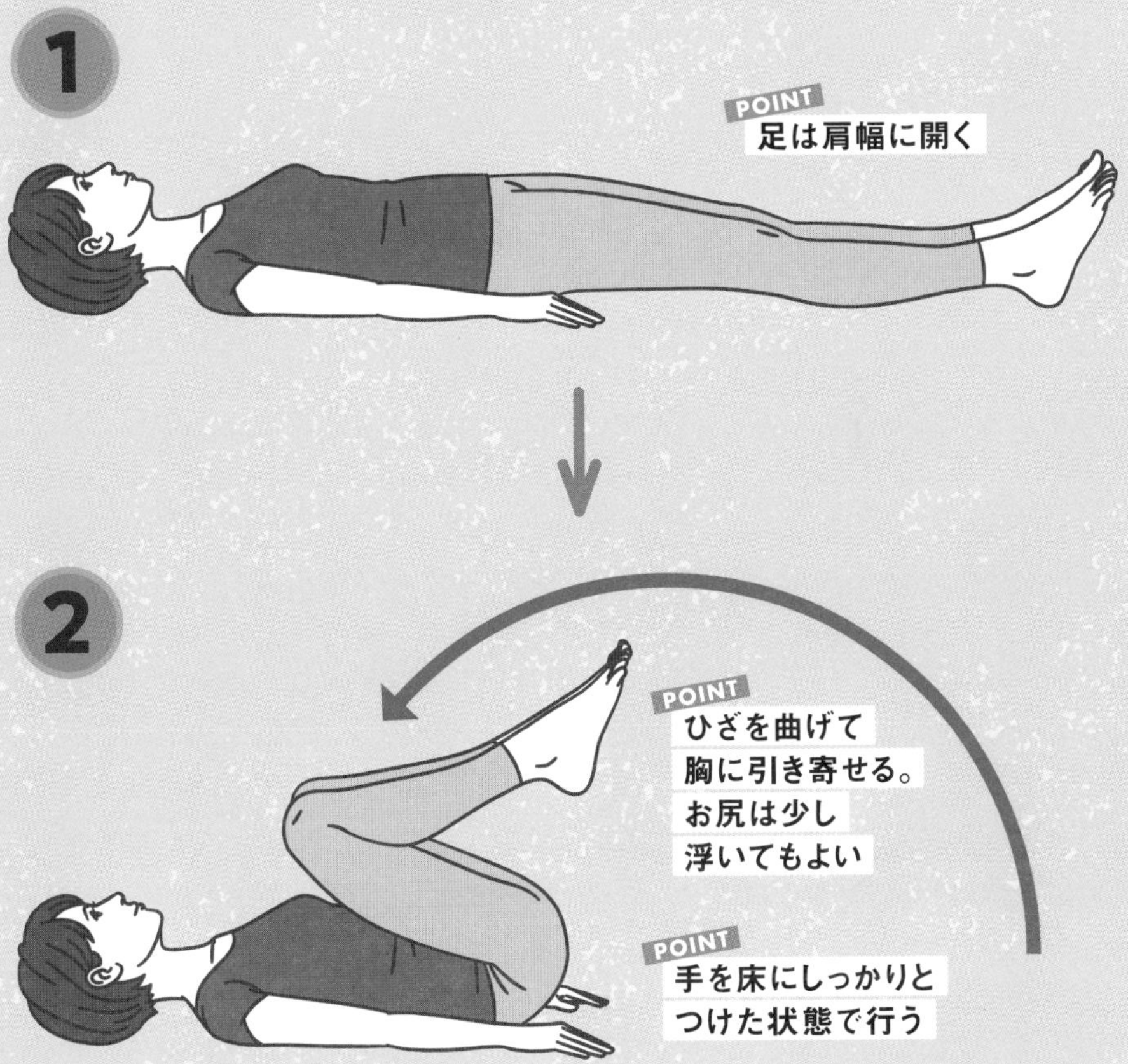

①仰向けに寝て、足は肩幅に開く。②口からゆっくりと息を吐きながら両ひざを曲げて、5秒間で胸の方へ引きつけ、1秒キープする。②鼻で息を吸いながら、5秒間で両ひざを伸ばして①の体勢に戻る。この動作を繰り返す。

※息を止めないまま続けることが大事なので、呼吸が苦しいときは途中で息つぎをしてもよい。

回数の目安
3~5回 × 1セット

レジスタンス運動⑧　仰向けに寝た状態で背中とお尻を鍛える

1

POINT
足は肩幅に開く

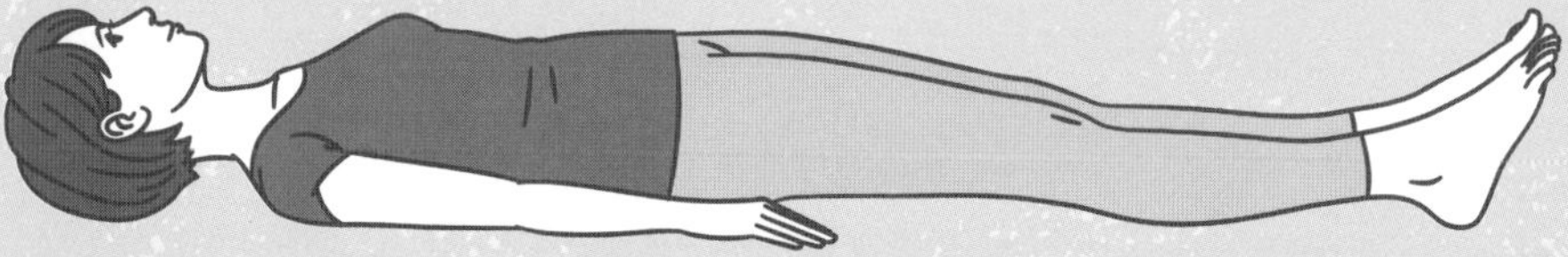

2

POINT
肩からひざまでをできる限りまっすぐにする

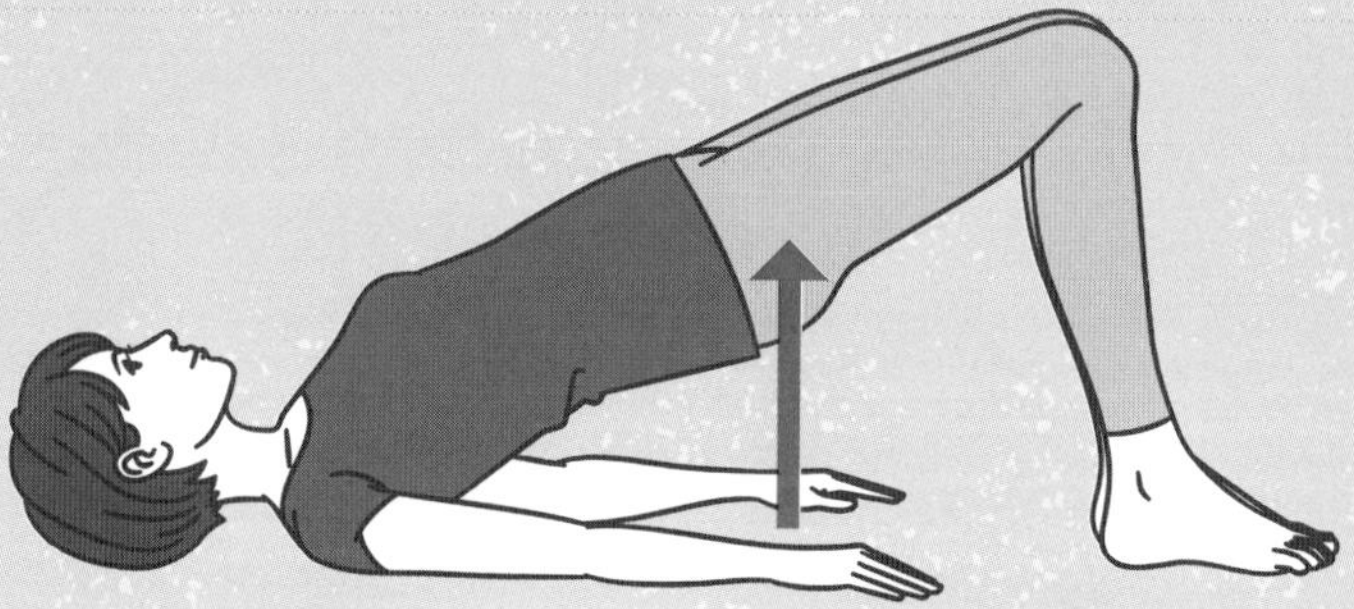

POINT
体がブレないように、手を床にしっかりとつけて、体を支える

①仰向けになる。足は肩幅に開く。②両ひざを立て、口からゆっくりと息を吐きながら、５秒間でお尻を引き上げて10秒キープする。鼻で息を吸いながら、５秒間でお尻をもとの位置に置き、①の体勢に戻す。この動作を繰り返す。

※息を止めないまま続けることが大事なので、呼吸が苦しいときは途中で息つぎをしてもよい。

回数の目安
3~5回
×
1セット

レジスタンス運動⑨ うつ伏せに寝た状態で体幹全体を鍛える

1

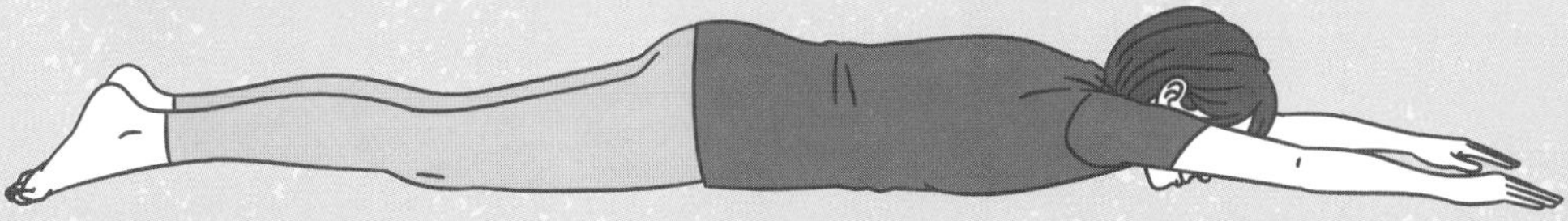

2

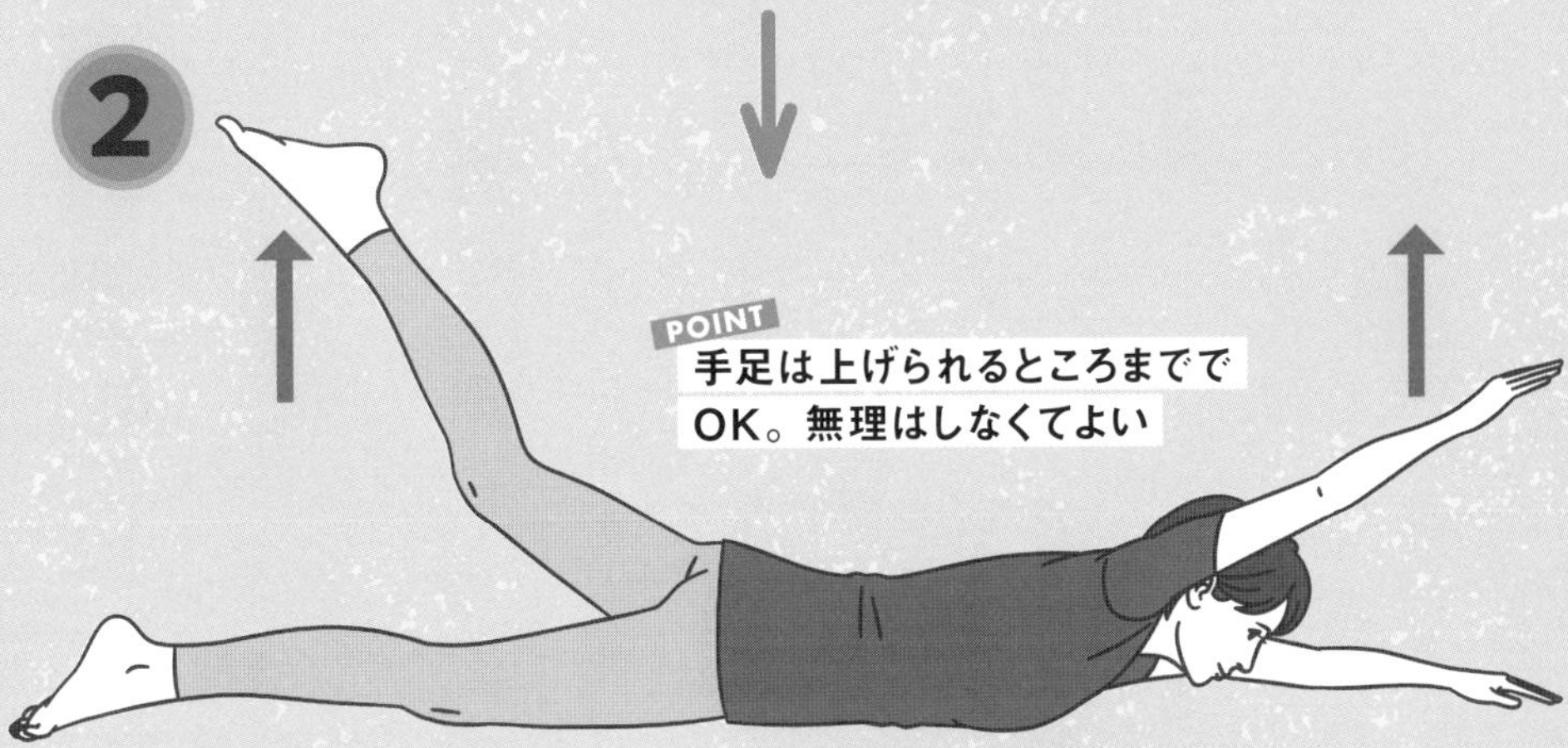

POINT
顔は下に向け、口で息を吐きながら手足を上げる

①両手足を伸ばした状態で、うつ伏せに寝る。②口からゆっくりと息を吐きながら、５秒間で、どちらかの手とその逆側の足を上げて１秒キープする。鼻で息を吸いながら、５秒間で①の体勢に戻す。先ほどとは逆の手足を同じように上げて１秒キープし、①の体勢に戻す。この動作を繰り返す。

※息を止めないまま続けることが大事なので、呼吸が苦しいときは途中で息つぎをしてもよい。

回数の目安
3~5回 × 1セット

「腎リハ」ステップ
Ⅲ

『有酸素運動』で心肺機能を高めよう!

○適切な強度で無理なく続ける

「腎リハ」3つ目のステップは〝有酸素運動〟。呼吸を続けながら一定のリズムで行う全身運動のことですが、腎臓病患者の方にはウォーキングを強くお勧めします。この**ウォーキングは腎機能の回復に大変有効で、一定以上の歩数を継続して歩いた腎臓病患者のeGFR値が改善されたという最新の研究結果もあるほどです。**

理由は解明されていませんが、歩くという全身運動が心臓の機能を高めて血流を促し、その結果、腎臓に十分な血液が行き渡り、負担の減少と機能の向上につながると考えられています。

歩く際の姿勢やポイントは左ページのイラストに示した通りです。目安となる強度は、1分間の安静時心拍数が20~30増える程度(※通常が60であれば80~90。ただし、ベータ遮断薬を内服中の人は20まで)でかまいません。多少汗ばみながら、会話もできるくらいの速度と考えていただければわかりやすいかと思います。ウォーキング以外にも、**症状や体力、環境によっては水泳やサイクリング、エアロバイクなどを行うのもよいでしょう。**

何より、安全に無理なく継続することが重要です。息があがるほどの強度は腎臓に負担をかけてしまうので、絶対に避けてください。また、病状が悪化していたり、急性腎炎の方は運動自体を控えるようにしましょう。

正しい「腎リハ」ウォーキング

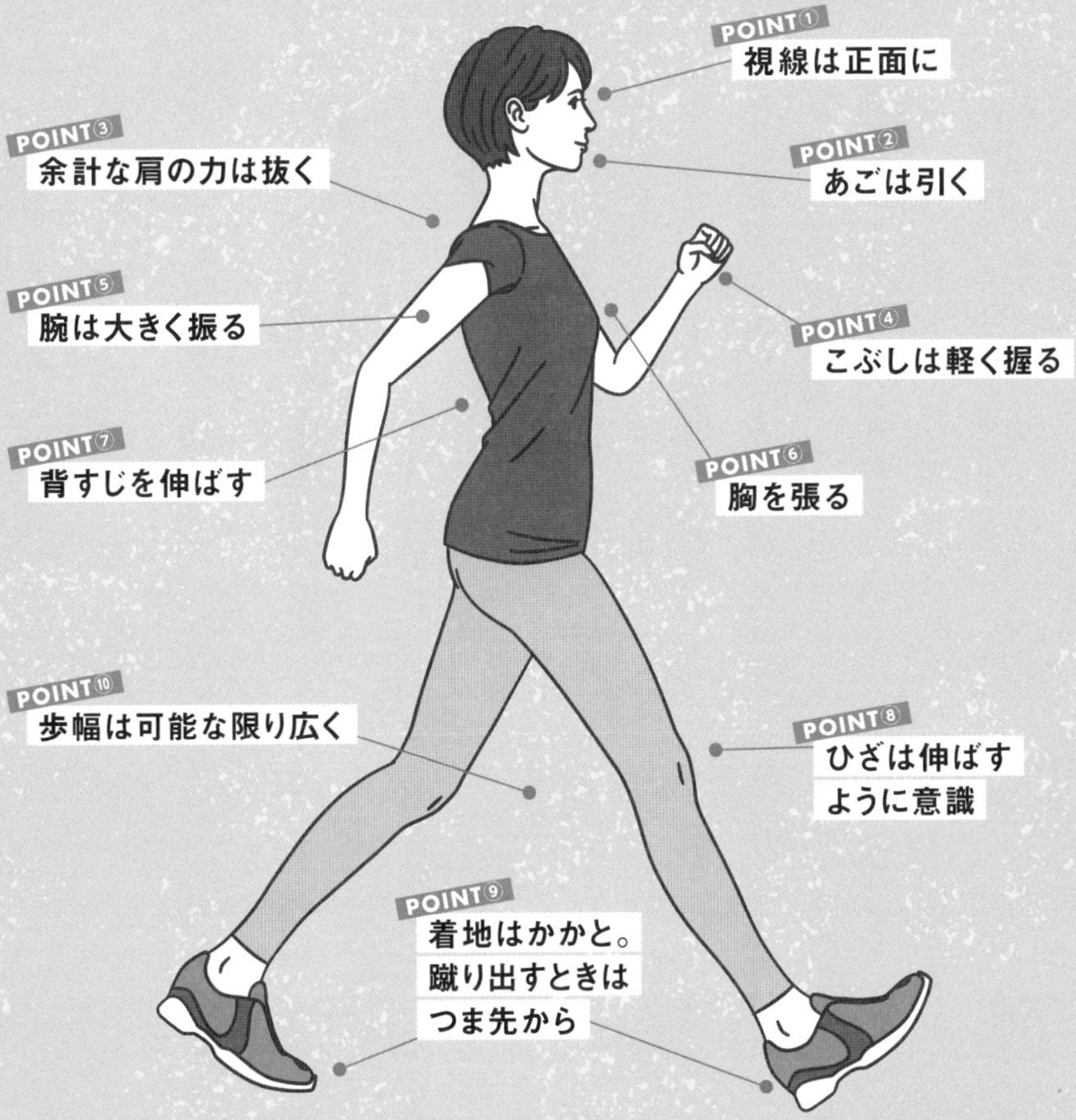

注意事項

- 健康的に継続して行うために、事前に主治医に相談。自分にとって無理のない範囲の時間や距離を決める。
- 主治医と決めた運動量でも苦しい場合は、５分程度の散歩から始めてみる。
- 決して無理をしない。体調不良を感じたら、すぐに取りやめる。
- こまめな水分補給が重要。飲み物を常に携帯し、脱水症状にならないように注意する（※脱水は腎臓に大きな負担をかける）。

回数の目安

20～60分
×
週3～5日

『腎リハ』1週間スケジュール

○無理のない継続が健康と生活の質を高める

この項目では、「腎リハ」の効果をより高めるための組み合わせ、1週間のメニューの組み立て例を具体的に紹介していきます。

ひとつの基準となるのは、左ページ下部の「強度中程度」のスケジューリングです。103ページ上部の「慢性腎臓病患者に推奨される運動」で、各運動の推奨頻度（※週に何日行うか）を記載していますが、これは日本腎臓リハビリテーション学会が定めたガイドラインに明記されているものです。それに基づいて作成した〝腎リハスケジュール〟ですので、ぜひ参考にしてみてください。

ただし、症状の程度や体力によっては難しい場合もあるかと思います。その際は、左ページ上部の「強度低め」のように、各運動の頻度を落としたり、あるいは休みの日を増やしてもかまいません。また、ウォーキングの内容を変更するのも、ひとつの手です。ガイドラインでは**1日20〜60分が目安ですが、一度に行わず、複数回に分けて合計で20〜60分を目指してもOK。それでも体力的に辛ければ、1日3〜5分といった短い時間から始めてもよいでしょう。**

本章で何度も言及していますが、腎リハは〝継続〟が何よりも大切です。ご自身が続けやすい範囲で行い、健康的で幸せを感じられる生活を実現させてください。

「腎リハ」1週間スケジュール① 強度低め

月	柔軟体操２種
火	レジスタンス運動①〜④のうち2種
水	休み
木	柔軟体操２種
金	レジスタンス運動①〜④のうち1種
土	柔軟体操２種 ＋ レジスタンス運動⑤〜⑨のうち２種
日	休み

「腎リハ」1週間スケジュール② 強度中程度

月	レジスタンス運動①〜④
火	柔軟体操①〜⑥ ＋ ウォーキング ＋ レジスタンス運動⑤〜⑨のうち1種
水	レジスタンス運動①〜④
木	柔軟体操①〜⑥ ＋ ウォーキング
金	レジスタンス運動①〜④
土	柔軟体操①〜⑥ ＋ ウォーキング ＋ レジスタンス運動⑤〜⑨のうち1種
日	休み

※「柔軟体操」は106〜111ページ、「レジスタンス運動」は114〜123ページ、「ウォーキング」は125ページを参照。
※レジスタンス運動⑤〜⑨は1回につき、1種類でかまわない。また、同じ種目を連続して行わない。

【著者】

上月正博（こうづき・まさひろ）

東北大学名誉教授、山形県立保健医療大学理事長・学長。1981年、東北大学医学部卒業。メルボルン大学内科招聘研究員、東北大学医学部附属病院助手、同講師を経て、2000年に東北大学大学院医学系研究科障害科学専攻内部障害学分野教授に。日本腎臓リハビリテーション学会理事長、国際腎臓リハビリテーション学会理事長を歴任。心臓や腎臓などの内部障害のリハビリテーションを専門とする。腎疾患や透析医療に基づく身体的・精神的影響を軽減させる「腎臓リハビリテーション」を提唱している。

【参考文献】

『腎機能 自力で強化！ 腎臓の名医が教える 最新１分体操大全』（著者 上月正博・文響社）／『運動を頑張らなくても腎機能がみるみる強まる食べ方大全』（著者 上月正博・文響社）／『腎機能 自力で強化する最強事典』（著者 上月正博他・マキノ出版）／『今すぐできる！ 腎機能 守る！ 効く！ 40のルール』（監修 山縣邦弘・学研プラス）／『腎臓病の食品早わかり 改訂版』（監修 牧野直子・女子栄養大学出版部）／『腎臓病の料理のコツ早わかり』（監修 竹内冨貴子／女子栄養大学出版部）
※この他にも多くの書籍、Webサイトを参考にさせていただいております。

【STAFF】

編集 ―――――― 株式会社ライブ（竹之内大輔／畠山欣文）
制作 ―――――― 青木 聡（An-EDITOR.）／三谷 悠／横井 顕
イラスト ――――― 内山弘隆
デザイン ――――― 寒水久美子
カバー ―――――― 成富英俊（成富デザイン事務所）
校正 ―――――― 聚珍社

図解《ずかい》 眠《ねむ》れなくなるほど面白《おもしろ》い

腎臓《じんぞう》の話《はなし》

2022年12月10日　第1刷発行
2024年４月10日　第4刷発行

著　　者　上月正博《こうづきまさひろ》
発 行 者　吉田芳史
印 刷 所　株式会社光邦
製 本 所　株式会社光邦
発 行 所　株式会社日本文芸社
〒100-0003　東京都千代田区一ツ橋1-1-1 パレスサイドビル8F
TEL.03-5224-6460［代表］

内容に関するお問い合わせは小社ウェブサイト
お問い合わせフォームまでお願いいたします。
URL https://www.nihonbungeisha.co.jp/

Printed in Japan 112221125-112240325Ⓝ04　(300061)
ISBN978-4-537-22052-0
（編集担当：上原）